人生まるごと
健康
に生きる

～未病で防ぐ最新医療の秘密～

N2クリニック四谷院長　医学博士
照沼 裕
HIROSHI TERUNUMA

PHP研究所

まえがき——なぜいま、幹細胞上清液なのか

■あきらめかけていた後遺症、慢性的痛み、原因不明の不調からの解放とは？

5カ月前に突発性難聴になり、片耳の聴力が失われてしまった。

脳梗塞で倒れ、昏睡状態から一命を取りとめることはできたけれども、右半身のしびれと歩行困難のつらい後遺症で10年間も苦しんでいる。

原因不明の足の激痛で夜も眠れず、薬を飲んでも効果がなく、長年にわたり飲酒でごまかして就寝するという生活を送ってきた。

学生時代、スキー滑走中に転倒してケガをし、その時は回復したものの、50代になり、いわゆる古傷のしびれが出てきた。

変形性膝関節症、関節リウマチ、頸椎椎間板《けいついついかんばん》ヘルニア、不眠、更年期障害……、医療機関で標準的な治療を受けているがつらい症状は改善せず、さまざまな民間療法を試し、サプリメント等にも多額のお金をつぎ込んでいる。

もしも、あなた自身がそうなのだとしたら？

「これはもう仕方ないことなのだ」と、なかばあきらめ、延々と我慢を続けていませんか。

まずは通常の標準的な診断と治療をきちんと受けてください。多くの症状や病気が改善、治癒するはずです。

しかし、それでもつらい症状が「どこへ行っても治らない」「何をやっても改善しない」、そんな不調を抱えつらい日々を過ごされている方々が多くいらっしゃるかと思います。そのような方々に対する一つの提案として「間葉系幹細胞培養上清液《かんようけいかんさいぼうばいようじょうせいえき》」（以下、幹細胞上清液と呼びます）による治療があります。

「どうかまだあきらめないでください」

現実的にそうした深刻な悩みを抱えている方々が、幹細胞上清液による治療を受けて健康を取り戻しているからです。

もちろん、前述の症例だけではありません。この書籍では紹介しきれないくらい多くの方々が健康的な日常を取り戻しているのです。

改善を体験した方からの紹介だったり、自ら調べてみえた方など、全国津々浦々、遠くは海外からも当院に治療にいらっしゃいます。

「どうしてそれが可能となっているのか」

私が行っているのは、慢性炎症を抑え、血流・代謝を改善し、細胞の本来持っている再生力・自己修復力を引き出す「間葉系幹細胞」の分泌するメッセージ物質を活用した幹細胞上清液治療です。

このメッセージ物質により、ケガや病気や老化などで機能を損ねてしまった組織等を修復しているのです。

慢性的な不調や痛みが癒されるのもそのためです。

人によっては、長年苦しんできた痛みや疲労感がたった1回の点滴で緩和してしまうケースもあります。

■人生100年時代を健康寿命で生きるための医療とは?

人生100年時代という言葉がよく聞かれるようになりました。

しかし実際は、平均寿命と健康寿命には開きがあります。現実的にはとても手放しで喜べるような状況にはありません。

経済的な問題もあるとは思います。それでも、健康であれば事足りることは多々あるはずです。

「健康寿命」とは、介護などの必要がない「健康上の問題で日常生活が制限されることなく生活できる期間」のことです。2019年における日本の男性の平均寿命は約81歳、女性は約87歳です。

一方、内閣府の「高齢者白書」によれば、同年における男性の健康寿命は約73歳、女性は約75歳となっています。「男性で約8歳」「女性で約12歳」、これが健康寿命と平均寿命の開きです。

つまり、長生きはする‼　しかし現実的には要介護状態になる‼　日常生活に不便をきたした体で、8年～12年も生きることを意味します。

健康であってこそ、ご長寿はありがたいものであるはずです。しかし現状は、ご本人はもちろん、周囲や社会も負担を強いられているわけです。

だからこそ、アンチエイジング（抗老化）や未病段階での改善により、生きている間は健康で元気に暮らしていけるための医療が、人生100年時代のこれからはとても重要だといえるのです。

健康保険制度で優れた医療を受けられる日本と違い、病気になると高額な医療費が必要となる海外の方のほうが病気の予防について意識が高く、抗老化ということでの再生医療は、日本以上に欧米・アジア各国の富裕層の間ではたいへん高い関心が持たれています。

■慢性炎症を抑えて未病を治療する

慶應義塾大学が行った全国の105歳以上の超百寿者の研究によれば、慢性炎症を抑えることが健康長寿の達成に重要であると報告されています。

慢性炎症とは、体の同じ部分で、長い期間、炎症が続いてしまうことです。

この「長引く炎症」は、細胞や血管を傷つけ、劣化させ、老化や病気を引き起こします。

慢性炎症は、始めは無症状ですが、老化やさまざまな全身病、たとえば、ガン、糖尿病、心筋梗塞、脳梗塞、認知症、肝硬変、関節リウマチ、潰瘍《かいよう》性大腸炎、アトピー性皮膚炎、うつなどを引き起こすのです。

風邪は万病の元といいますが、炎症は大病の元なのです。

つまり、健康維持には「いかに炎症を抑えるか」が重要なポイントといえるのです。

そう考えると、病気への備えは、医療保険に加入しておくことだけではなく、そもそも病気にならないための備えこそが大切なのではないでしょうか。

本書で紹介する「幹細胞上清液による治療」は、炎症を起こしている部位の回復に大変有効です。あきらかな病気が発症する前の「未病」の段階で問題解決をはかります。病気を体内で起きる火事にたとえるなら、慢性炎症という火種の段階でそれが燃え広がらないように消火して、さらに燃えた部分を火事が起こる前の状態に修復するということです。

しかし、いまだ日本では多くの人が未病段階での治療に対する重要性を十分には認識していません。健康で暮らしていきたいと願いながら、適切な対応ができていないのが現状ではないでしょうか。

ある雑誌でアンケートを行ったところ、釣りやバイクツーリングが趣味という中高年の多くの方が、「いつまで自分は釣りをできるんだろう」「いつまで元気でバイクに乗れるんだろう」ということを一番気にしていたそうです。全国展開する女性中心のヨガスタジオでも同じ回答だったそうです。

健康な体でいまと同じようにずっと趣味を楽しんでいきたいというのが、多くの方々の願いのようです。

一方、体のどこかにガタがきても、「年だから疲れやすいのは当たり前」「年だから仕方ない」と当然のように考え、それが未病という病気の兆候かもしれないという発想がありません。また、病院に行ったとしても「年だから」と医師に言われてしまうこともしばしばあるかと思います。つらい症状であるにもかかわらず、サプリメントを飲んだりマッサージに通ってやりすごしている、というのが現状ではないでしょうか。

これからは「幹細胞上清液治療」という新たな選択肢を一度試してみてはいかがでしょうか。未病段階での治療で人生まるごと健康に生きられる時代になったのだと認識を変えることが必要です。

■健康で潤いある人生へシフトアップできる時代の到来

未病段階での治療により健康寿命は押し上げられるし維持もできる。この認識があれば、長く趣味も楽しめ、健康で快適な人生を歩めることでしょう。もちろん、ガンや病気の発病のリスクも減ると思います。

それだけではありません。幹細胞上清液の治療は、薄毛をはじめ美容系にも有効です。これにより、心の潤いや豊かさといった精神衛生上にもプラスの効果がもたらされているのです。

たとえば、薄毛で悩んでいる方の場合、他人はさほど気にしていなくても、ご本人が常に頭部が気になって仕方がないという場合が少なくありません。日々憂うつな気分を抱えながら生活しているわけです。とくに女性の場合は有効な治療薬がないため深刻です。

体がいくら健康でも、これではやはり心おだやかに生きていくことはできません。安寧に心豊かに人生を送るためには、病気とはまた違った煩わしさや悩みまでが払しょくされることがとても大切だと感じています。

再生医療といえば一般的には敷居が高いというイメージもあります。事実、間葉系幹細胞による再生医療では、患者さんご本人の体から皮下脂肪を採って培養しています（これは幹細胞上清液治療とは違います）。ご本人からの脂肪採取の負担、培養期間、治療コスト等々、身体的・時間的・経済的には高いハードルがある治療です。ところが近年、ご本人の組織を採らなくても、他人の間葉系幹細胞を培養した上澄み液（培養上清液）で、問題解決に十分な効果が得られることがわかってきました。間葉系幹細胞を培養して回収された上清液はあらかじめ製品として用意できるので、ご本人からの組織採取が不要で即日治療が可能になりました。結果、治療コストも大幅に下がりました。

体が健康で心も元気。豊かな人生を送るための強力な助っ人。それが幹細胞上清液治療の特徴です。現時点では自由診療で行われていますが、それでも先に述べたようにハードルが大幅に下がったことで、いまや多くの方々の手に届く治療となったのです。

玉石混淆な「幹細胞上清液による再生・修復医療」の抱える問題点とは?

ここまで幹細胞上清液による治療のすばらしさについて述べてきました。しかし、一方で幹細胞上清液治療がさまざまな問題をかかえていることもお伝えしなければなりません。

幹細胞上清液は、幹細胞の培養技術によって、含まれるメッセージ物質の性質や量が異なります。そのため、製品によってその治療効果は異なってきます。時には、投与する上清液に、有効成分がほんの少ししか入っていなかったりすることもあります。それならまだしも、アレルギーの原因となる成分や低血糖を引き起こす成分が添加されていることもあるのです。

そのような状況であっても、患者さんは藁をもつかむ思いで相談に来ていらっしゃいますから、医師から勧められると何の疑いもなく治療を受けるということが起こってしまいます。

幹細胞上清液は医薬品ではなく、研究用試薬ですので、使用する場合には十分に吟味する必要があります。

しかし、幹細胞上清液の品質が玉石混淆《ぎょくせきこんこう》であるのは、とても心配なことです。

こうした現状が続くとすべての幹細胞上清液治療自体が否定されかねません。いち早く解決しなければならないことだと考えています。

人も医療業界も、大病になってからでは遅すぎるからです。

それで私は、健康寿命を押し上げて維持し、心身ともに元気で生きていくことができるこれからの医療として、ぜひこの幹細胞上清液治療について、実際に培養上清液を作り使っている医師として、この上清液について調べたことやこれまでの使用経験についてご提示し、これからお使いになる方の参考にしていただければと切に願っているのです。

専門的な事柄も、10代からご高齢者の方々にまでご理解いただけるよう、できる限りわかりやすく説明することを心掛けます。人生１００年時代の未病治療として、幹細胞上清液についてぜひ知っていただければと思います。

照沼　裕

人生まるごと健康に生きる

——未病で防ぐ最新医療の秘密

目次

第1章 生涯健康で生きられる幸福な医療とは

——いますぐ医療と健康に対する意識を変えよう

第2章 幹細胞上清液は安全なのか
——玉石混淆、品質・安全性に疑いのあるケースの見極め方

第3章

体の細胞を修復・再生させる幹細胞上清液

——そのメカニズムと効能とは

第4章 どのような症状が改善するのか

——医療現場からの報告と安全な治療

制作協力　株式会社日本抗老研

第1章

生涯健康で生きられる幸福な医療とは

いますぐ医療と健康に対する意識を変えよう

10年来の不調が1日で改善するケースも

私のところには、全国津々浦々、海外からも、日々、心身の不調や健康に不安を抱えた方々が相談や治療でみえます。

いまはオンライン診療もできるようになったので、これまで通院が不便だった方々も相談が可能になりました。

通常は3～4回の治療で効果がみえてきますが、治療を受けたその日から、長年の苦しみから解放されたという方も少なくありません。

治療前は杖をついて来られた方が、帰りにそれを忘れて帰るといった笑い話もあるほどです。奇跡のようだとおっしゃる方もいますが、このような事例は珍しいことではありません。

「街を歩いていて歩行困難な方を目にするたび、この治療を教えてあげたいと思うんです」と、おっしゃっていた方もいましたが、現実的に、いまの一般的な治療では改善できないこともあるわけです。

では、私どもがどのような治療を行っているのか？　それは、「間葉系幹細胞治療」と「間葉系幹細胞の培養上清液による治療」です。なお、本書では以下「間葉系幹細胞の培養上清液」を「幹細胞上清液」と略記していきます。

「間葉系幹細胞治療」とは、
少量採取した自身の腹部の皮下脂肪などから間葉系幹細胞を培養し、その細胞自体を体内に戻す治療です。
「幹細胞上清液治療」とは、
培養した間葉系幹細胞から分泌された物質を含む液を細胞から分離し、その液を体内に投与する治療です。

「間葉系幹細胞治療」は細胞そのものを、「幹細胞上清液治療」は細胞を除いた液を投与する治療です。ここが大きな違いです。

本書では、近年注目される「幹細胞上清液治療」について、詳しくわかりやすくご紹介していきたいと思います。

海外では常識、しかし日本人が知らない先制医療とは

通常の医療が「すでに起こっている病気の治療に有効」だとしたら、私が行っている治療は、まだ病気とは診断できない症状を、リスクの高い病気を発症する前に治療し、発症を遅らせたり防いだりする、いわば「健康維持、健康寿命を延ばす（抗老化）ための先制医療」ともいえます。

ただ現在は、この「間葉系幹細胞治療」や「幹細胞上清液治療」は自由診療ということもあり、保険医療が一般的な日本ではまだ馴染みの少ない治療方法です。

にもかかわらず、近年は口コミや自ら調べて幹細胞上清液による再生医療の情報に興味を持った方が当院に来られ、この治療により健康を取り戻しているわけです。

「馴染みの少ない」と書きましたが、じつは、国内および海外の富裕層にはすでに広く知られつつある医療となっています。

なぜ、海外の方がわざわざ日本にまで来て治療を受けるのか？

それは病気の予防に対する意識が高いからです。

日本では病気やケガをした時、健康保険を使って3割負担で必要な医療サービスを受けることができます。

しかし、海外では医療への信頼が低く、しかも、健康保険がなく高額な医療費がかかってしまう国では、病気になったら「まともな医療を受けられない」といった心配があるからです。

つまり、海外の方々は、「転ばぬ先の杖」として未病段階からケアを行い、健康で若々しい状態を保ち続けることへの意識がとても高いのです。

富裕層はもちろんですが、いまや海外からの旅行客も予防治療にみえます。この幹細胞上清液治療はすでに広く知られている時代になったのです。

二〇一〇年に日本政府が閣議決定した「新成長戦略」の中でも、再生医療を含む国際医療交流が大きく位置づけられていますし、大阪・関西万博でも再生医療のさまざまな情報発信を目指すとされています。このことは、この治療が海外の旅行客に期待されるようになってきていることを示しているといえるでしょう。

自己由来間葉系幹細胞の移植からはじまった幹細胞上清液治療

再生修復医療で重要な役割を果たす幹細胞上清液治療に行きついたお話をする前に、まずは幹細胞とは何かということにふれたいと思います。

私たちの体は約37兆個とも約60兆個ともいわれる細胞からできています。

これらの細胞、たとえば皮膚の細胞であれば、垢などとして日々はがれ落ち、失われていきます。にもかかわらず、皮膚がなくなって生きていけなくなるということにはなりません。

なぜでしょう?

それは、皮膚の深いところにいる幹細胞が分化という変化を起こして皮膚を構成する細胞を作り続けてくれているからです。

一方、幹細胞には、自己複製能といって、未分化の能力を保ったままのコピー細胞を増やすことができる能力があります。いわば、コピーの原本ともいえる幹細胞自体を確保しているわけです。

幹細胞(Stem Cell)とは

・**自己複製能**(自分とまったく同じ能力を持った細胞に分裂することができる能力)を持つ

・**多分化能**(身体を作るさまざまな細胞を作り出す能力)を持つ

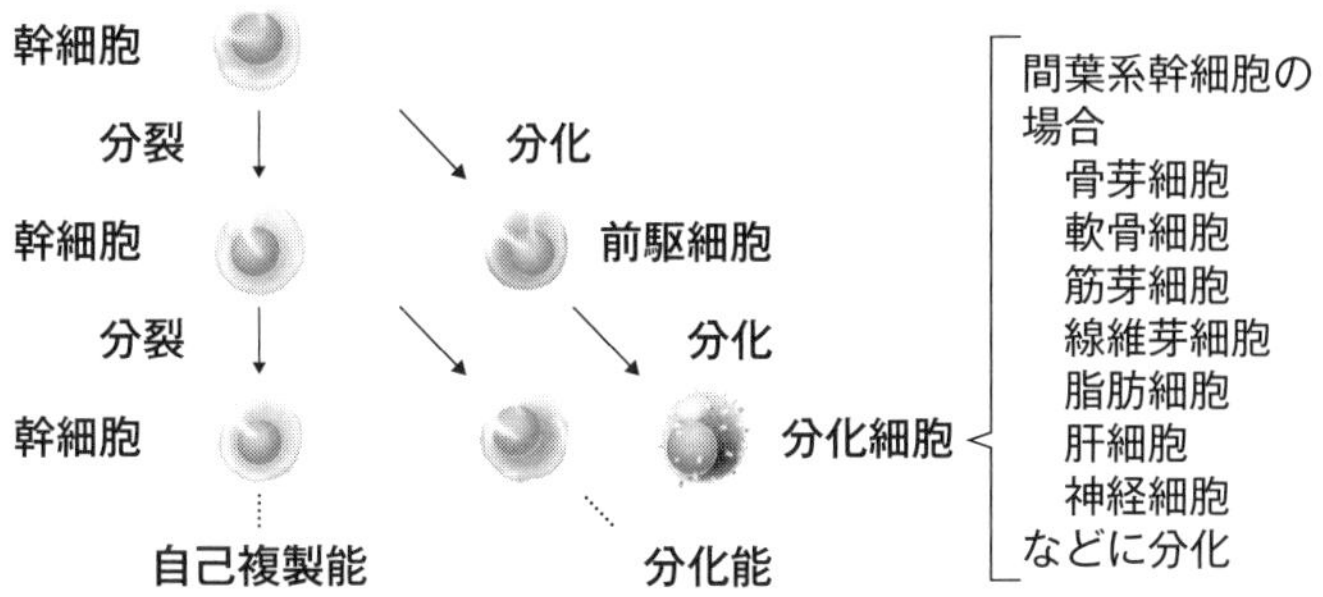

http://www.cira.kyoto-u.ac.jp/j/pressrelease/pdf/stemcellhandbook_revised3_100501.pdfを改変

自己複製能と多分化能を持つ幹細胞のイメージ

幹細胞のこうした働きによって、私たちの皮膚は3週間～4週間で全部入れ替わりながらも、生涯にわたって維持され続けるのです。

このような幹細胞による各臓器、組織の修復・維持が私たちの体の中で日々行われているわけです。

間葉系幹細胞が持つ4つの特徴

1960年代以降になると、どうやら私たちの体には、自分のコピーを作る能力やいろいろな細胞に変化する能力を持つ細胞が、骨髄、脂肪組織、胎盤、歯髄（歯の内側の神経と血管の走っている軟部組織）など、体のあちこちにあることがわかってきました。これらの細胞は、培養時のフラスコへの接着性、細胞表面に出ている目印、骨芽細胞・軟骨細胞・脂肪細胞への分化能などの共通の性格を持ち、その発生部位に基づいて「間葉系幹細胞」と定義されています。

この間葉系幹細胞は人体に生涯を通して存在しています。20代でも、あるいは60歳を超えていても存在しているのです。

年をとると全身に存在する間葉系幹細胞の総数は減っていきます。しかし、我々の経験では、脂肪組織から培養された幹細胞の増殖速度や分泌されるサイトカイン量などは、組織を提供された方の年齢によって大きな違いはありませんでした。60代や70代の方から脂肪を採取しても、治療に必要な数の間葉系幹細胞は問題なく培養できるということです。

間葉系幹細胞にはさらに、病気の治療やアンチエイジング（抗老化）にうってつけな次の4つの特徴的な能力があります。

①分化転換能

間葉系幹細胞は定義では中胚葉由来の骨や軟骨や脂肪を作る細胞ですが、それだけではなく、由来の違う、内胚葉由来の肝臓や外胚葉由来の神経細胞などにも変身（分化）する能力を持つ。

②ホーミング

体の組織が損傷した際、血流に乗ってその損傷部分に集まる能力を持つ。

③免疫制御作用

メッセージ物質を分泌して免疫を制御することで炎症を抑える能力を持つ。

④傷害組織を再生・修復する成長因子効果

傷害を受けた組織に対し、成長因子などを分泌して組織の再生・修復を促す能力を持つ。

間葉系幹細胞が、分化転換能とホーミングの働きにより壊れて空白が生じた傷害組織を埋める「細胞補充機能」と、免疫制御作用と成長因子効果などの細胞から分泌されたメッセージ物質で発揮される「組織修復機能」を駆使し、日々私たちの健康を守ってくれているわけです。

近年、この間葉系幹細胞の分泌するメッセージ物質を集めた「間葉系幹細胞の培養上清液（幹細胞上清液）」による組織修復機能治療が大きな注目を得るようになったのです。

〝火消し〟兼〝棟梁〟の役割を果たす幹細胞上清液

幹細胞上清液の免疫制御作用と成長因子効果をわかりやすくたとえるなら、〝火消し〟であり〝棟梁《とうりよう》〟であるといえるかもしれません。

幹細胞上清液には、抗炎症作用、血流・代謝増強作用、細胞増殖作用などの機能を持つ成長因子・サイトカインなどのタンパク質や、マイクロRNA・メッセンジャーRNAなどを含むエクソソーム（細胞外小胞）という小さなカプセルなどが入っています。

さまざまな病気の原因や結果として、体には炎症が起こります。

この幹細胞上清液のメッセージ物質による抗炎症作用で、炎症という炎を消すべく火消し作業にあたります。

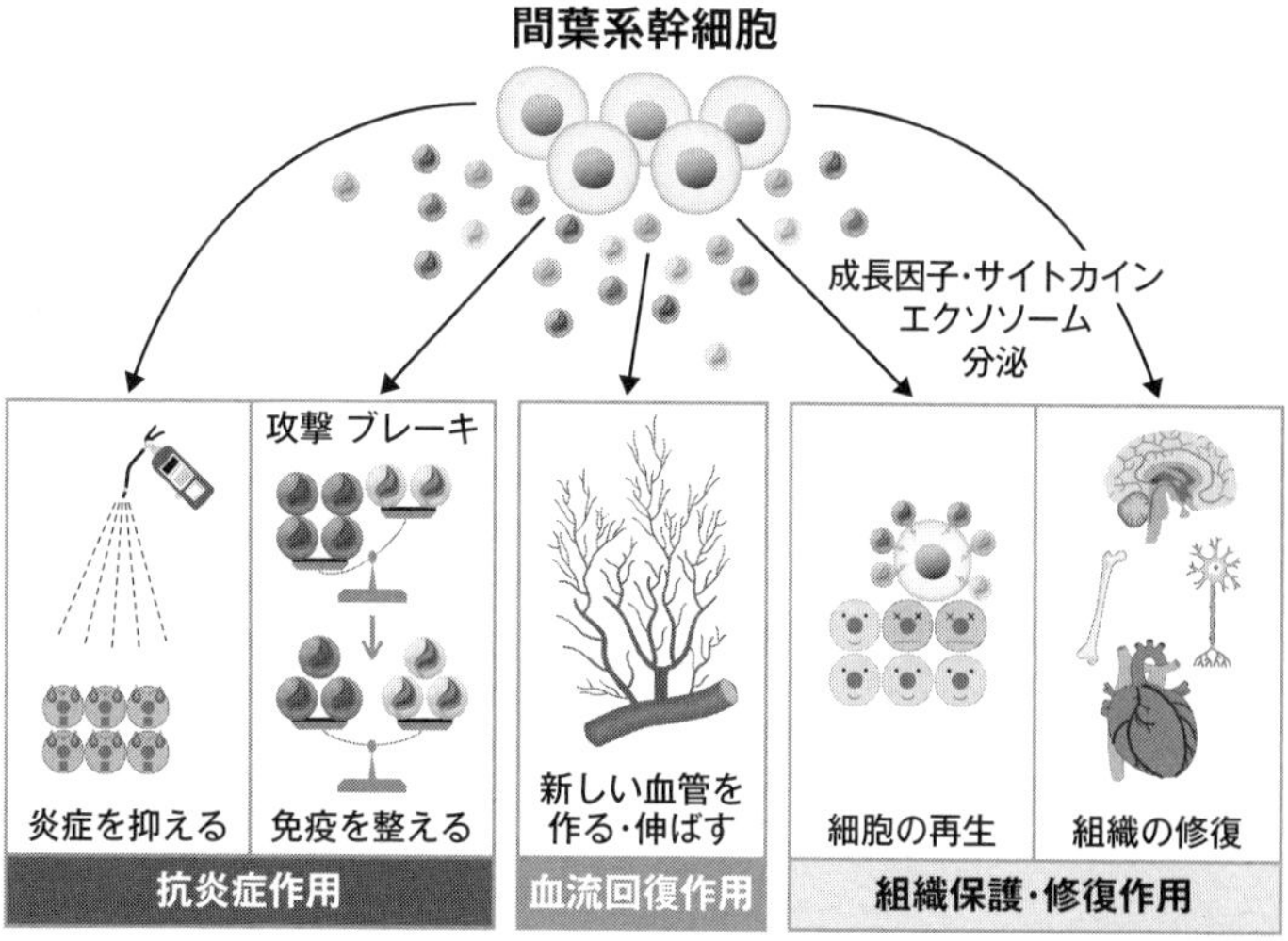

間葉系幹細胞の幹細胞上清液の特徴的な能力

また、血流の乏しくなった傷害部位では幹細胞上清液による血流・代謝改善作用で、必要な細胞や物質などを運び入れる状態を作ってくれます。いわば、体中にSOSを送る通信路を確保し、工事現場への道路を整備するということです。

さらに細胞増殖因子やエクソソームが傷害部位の細胞に働くことで、傷害部位の細胞や幹細胞が増殖して、傷害部位を再生・修復してくれます。焼失した建物を再建してくれるというわけです。

傷害部位が広範囲であったり破壊が激しすぎると、間葉系幹細胞の組織充填機能で、元の機能はないけれど、穴を埋めるということになります。

やはり、火種が燃え広がる前の段階で食い止めることが大切です。

こうした間葉系幹細胞の持つすばらしい特徴を持っている「幹細胞上清液」によって、未病段階での治療、傷病や加齢で失われた組織や機能等の回復、アンチエイジング（抗老化）といった治療ができるのです。

いまは健康で元気に120歳を目指せる時代

病気やケガをしなくても、細胞は分裂するたびに老化していきます。

遺伝子の末端には「テロメア」という構造があり、細胞が分裂するたびにテロメアは短くなっていきます。

炎症を起こすとどんどん細胞分裂がおこるのですが、当然テロメアもその分短くなっていきます。

こうして、テロメアがどんどん短くなると細胞分裂ができなくなるのですから、生きていくことができなくなってしまうわけです。

「命の回数券」と呼ばれるテロメア。その回数券は、人間の場合１２０歳まで分裂できるように設計されているといわれています。

でも、病気やケガをはじめ、何らかの原因によって細胞分裂の回数が増えると、その分テロメアは早く短くなってしまいます。

逆に、細胞さえ元気であれば、人間は１２０歳まで元気でいられるだろうということです。

国際的学術誌『ネイチャー』で発表された論文によれば、人間の寿命の限界は１２０～１５０歳ともいわれています。

それにはやはり、慢性炎症が少ないということが大切なことの一つとしてあげられます。慢性的に炎症があると細胞分裂が増え、その分、分裂の際のコピーミスが起こりやすくなるだけではなく、テロメアも減ってしまうからです。

慶應義塾大学の超百寿者の研究調査によると、１０５歳を超えても元気な人は、慢性炎症がとても少ないそうです。健康長寿と炎症の少なさには密接な関係があるといわれています。

こうしたことをふまえて考えると、いつまでも元気に健康で生きていくためには、慢性的な炎症を含め早期に火消しを行い未病段階で治療するということがいかに重要かがみえてくるのではないでしょうか。

コラム　エクソソームを食べて未病を治す!?

「未病」とは、発病はしていないが、軽い症状がある状態です。

未病という言葉は、2000年以上前の中国の書物に「聖人は未病を治す」と出てきます。軽いうちに異常をみつけて治療することで、大きな病気になるのを予防しようという考え方が昔からあったわけです。

現在の医療での未病とは、自覚症状はあるが病気と診断できるような異常が検査してもみつからないか、血液検査などで基準値から外れる値はあるが病気と診断できるような異常がみつからない状態です。通常このような時には、まず食事や運動など生活習慣に気をつけましょうということになります。

本書で述べているエクソソームについて食事や運動との関係をみてみると、おもしろい報告がされています。

それは、食べ物に含まれているエクソソームやそこに含まれているマイクロRNAは、食べることを通じて体の中に取り込まれることがわかってきたのです。

たとえば、卵をゆで卵にしてもエクソソームが残っており、そのエクソソームは動脈硬化を抑えたり、記憶力を上げる効果があると報告されています。

また、野菜や果物にはエクソソーム様粒子が含まれており、しょうが、にんじん、ぶどう、グレープフルーツなど、いろいろな食品で検証が行われ、抗炎症作用や抗酸化作用が確認されているのです。

食べることでさまざまな病気を制御しようという研究が開始されています。

また、加齢とともに血液中のエクソソームは減っていきますが、軽度の運動をすることでエクソソームが血液中で増加するということがわかっています。

未病がある方は、食事や運動で無理なく生活習慣を整えて未病を治すことを試みてみてはいかがでしょうか。生活習慣を改善しても未病が良くならない場合には、幹細胞上清液の出番かもしれません。

第2章

幹細胞上清液は安全なのか

玉石混淆、品質・安全性に疑いのあるケースの見極め方

細胞培養と培養のための培地とは？

幹細胞上清液を理解するためには、まず細胞培養について理解することが必要です。そもそもヒトの細胞を培養するとはどういうことなのでしょうか。

先述のように、ヒトの体は、37兆個の細胞でできているとも、60兆個の細胞でできているともいわれています。そして、それらの細胞は役割によって約270種類の細胞に分けられます。

この体という数十兆個の細胞のかたまりから、体の外に生きたままの細胞を取り出して、維持・増殖することを細胞培養といいます。

細胞を体の外で維持させるためには、ナトリウム、カリウム、カルシウムなどの無機塩、タンパク質合成に必要なアミノ酸、細胞のエネルギー源となるグルコースなどの糖類、ビタミンなどの栄養素が必要です。

これらの栄養素を混合したものを基礎培地といいます。

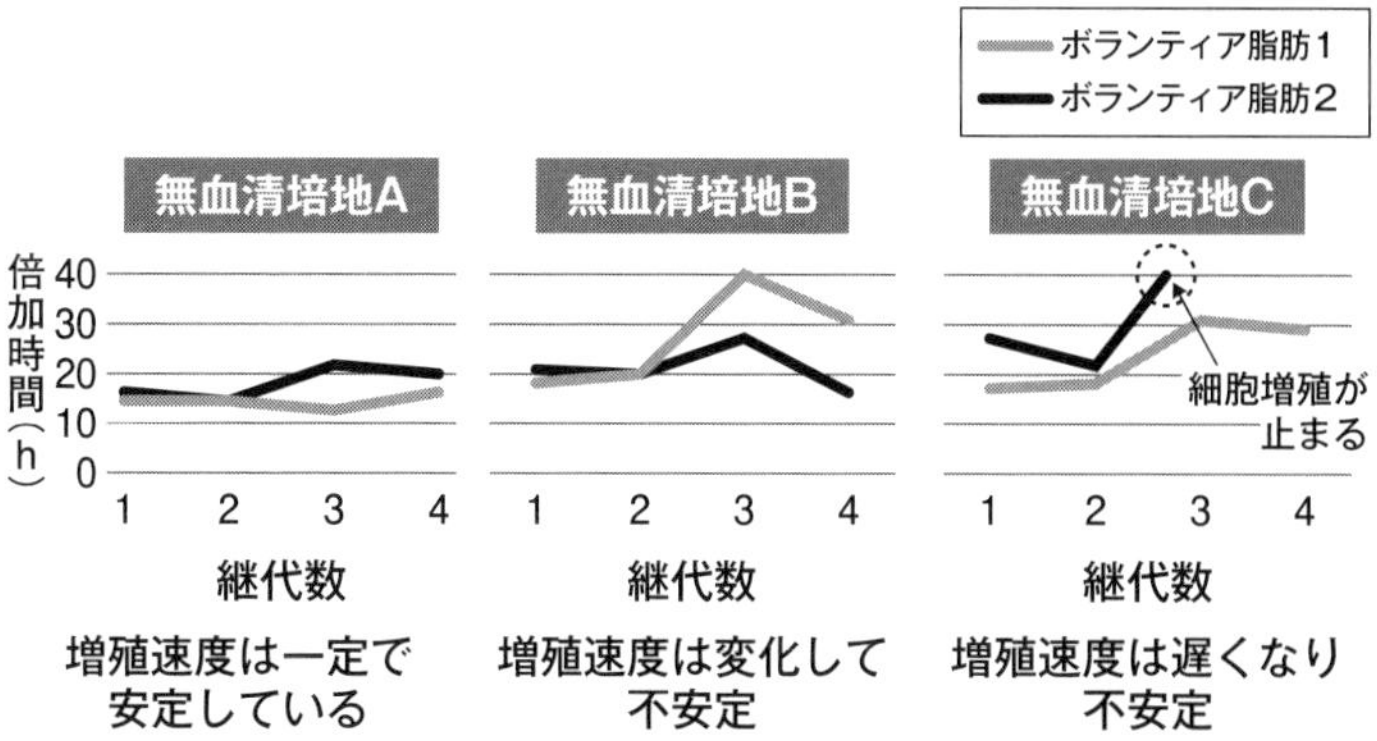

細胞の形態（継代数４、培養１日目）

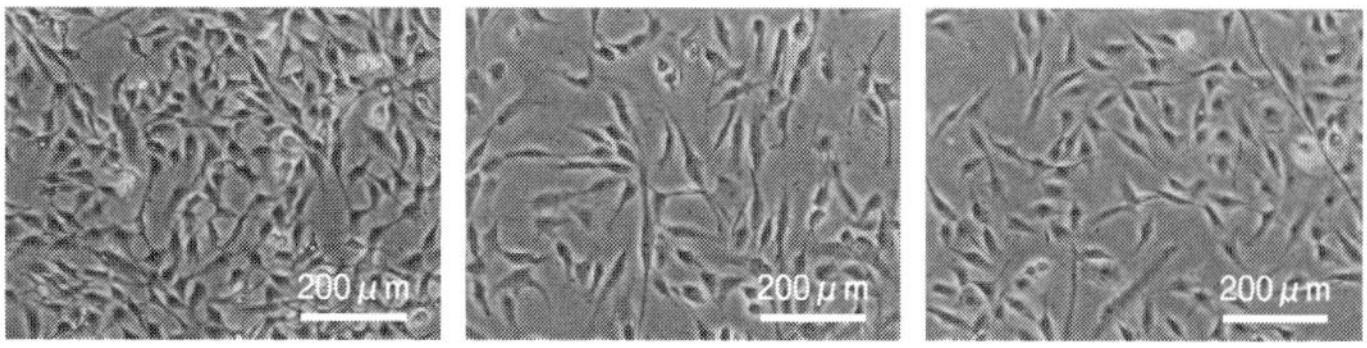

同一の検体でも使用する無血清培地によって間葉系幹細胞の増殖速度や形態が異なる

一方、細胞を体の外で十分に増殖させるためには、基礎培地だけでは不十分で、増殖因子として成長因子などのタンパク質が必要です。そこで、増殖因子を含むものとして、血液の液状成分である血清を基礎培地に加えたものが増殖培地として使われます。とくに、増殖因子を多く含む血清として、ウシ胎児血清がしばしば使われるのです。

さらに、目的の細胞を活発に増殖させるために、血清の

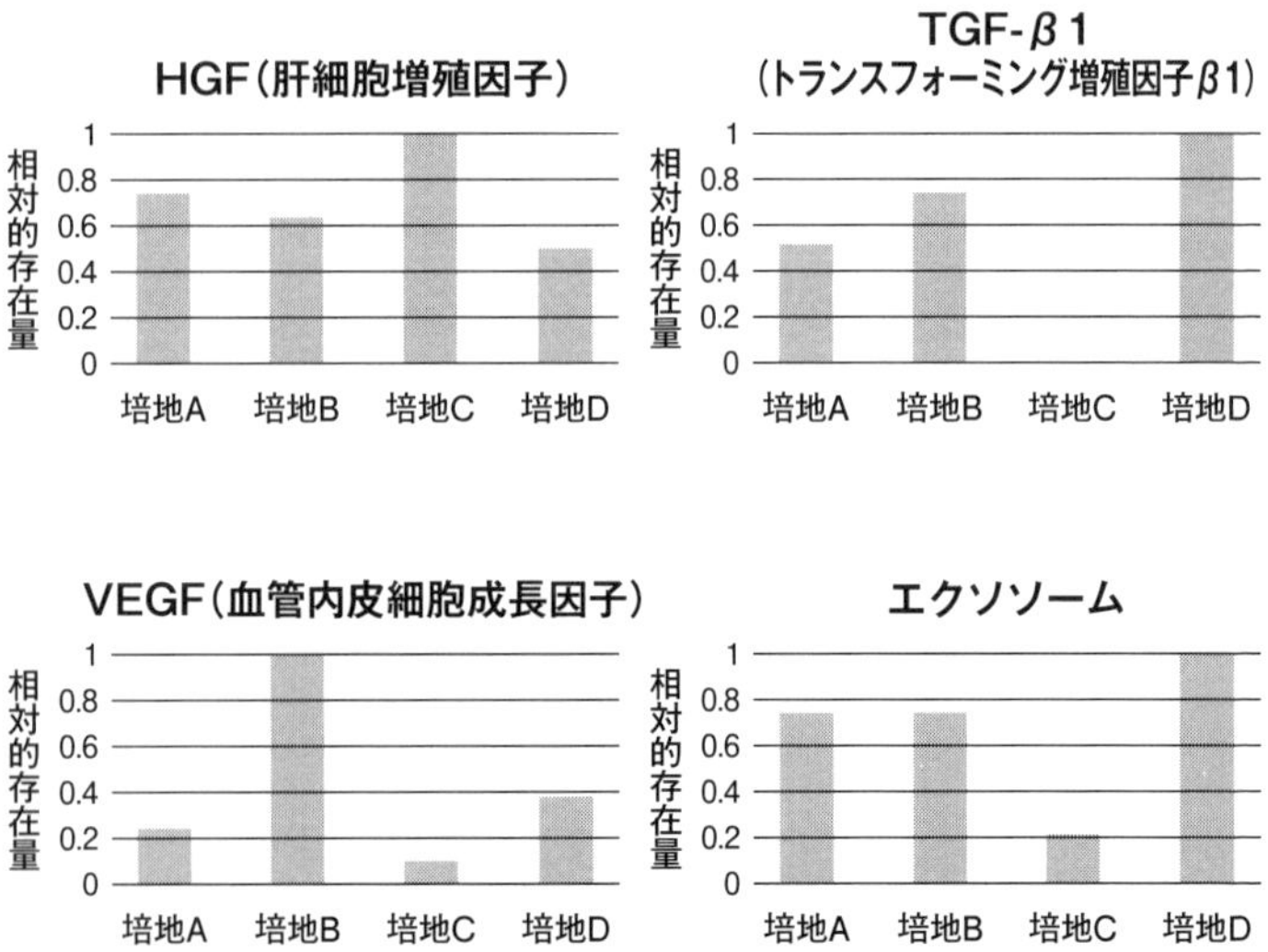

同一の検体でも使用する無血清培地によって幹細胞上清液中のメッセージ物質の量が異なる

代わりに、目的の細胞を増殖させるために必要な成長因子などを人工的に合成して基礎培地に加えた培地が無血清培地として開発・使用されています。

これら基礎培地、血清を加えた増殖培地、無血清培地の開発が、細胞培養を支える技術として不可欠でした。通常、ヒトの間葉系幹細胞の培養では培地を液状にした培養液を使っており、活発な増殖のためにさまざまな無血清培養液が開発されて使用されています。

しかし、どのような培養液で培養するかによって、幹細胞の増殖速度、培養された細胞の大きさや形が違っており、その機能も違ってくるのです。どのような培養液を使って培養するかはとても重要です。

無菌の環境で培養することが基本

細胞を培養するにあたり最も基本的なポイントは、無菌の環境にて無菌操作で培養を行うことです。

無菌の環境とは塵のほとんどない環境です。塵にくっついて菌は混入してくるからです。大気圏外のレベル以上の塵のない状態が細胞培養の作業をする環境として必要です。

このような防塵状態が保たれている環境が整えられていないと、ヒトに投与する細胞を培養・準備するための細胞培養加工施設としての国からの許可が下りません（承認許可を出す機関は厚生労働省ですが、許可するための調査を行う機関は独立行政法人医薬品医療機器総合機構〈ＰＭＤＡ〉です）。それは、少量でも細菌が投与液の中に混入していると人体に重大な害を引き起こす可能性があるからです。

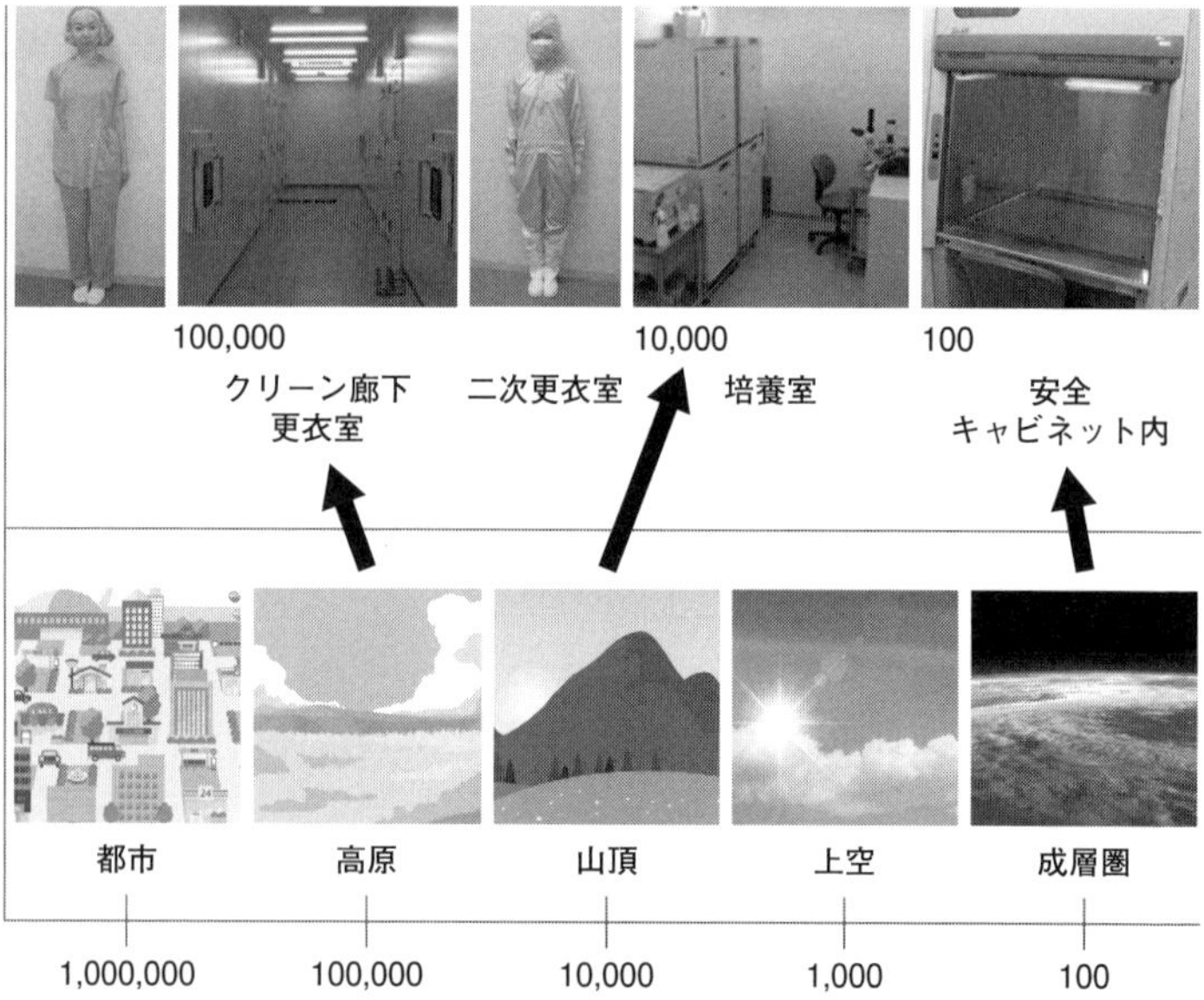

クリーンルームの清浄度：段階的に清浄度を上げることで無菌環境が実現できる

2020年、FDA（アメリカ食品医薬品局）が安全性に関する注意喚起として、アメリカのネブラスカで起きた事故を報告しています。

エクソソームと称される製品を投与した5人の患者さんが敗血症を起こしたという内容です。これは、エクソソーム自体に問題があったというより、何らかの菌が投与されたのではないかと推察できます。つまり、無菌室で培養してエクソソームを採取したが、その後の過程で何らかの菌が入ってしまったのではないかということで

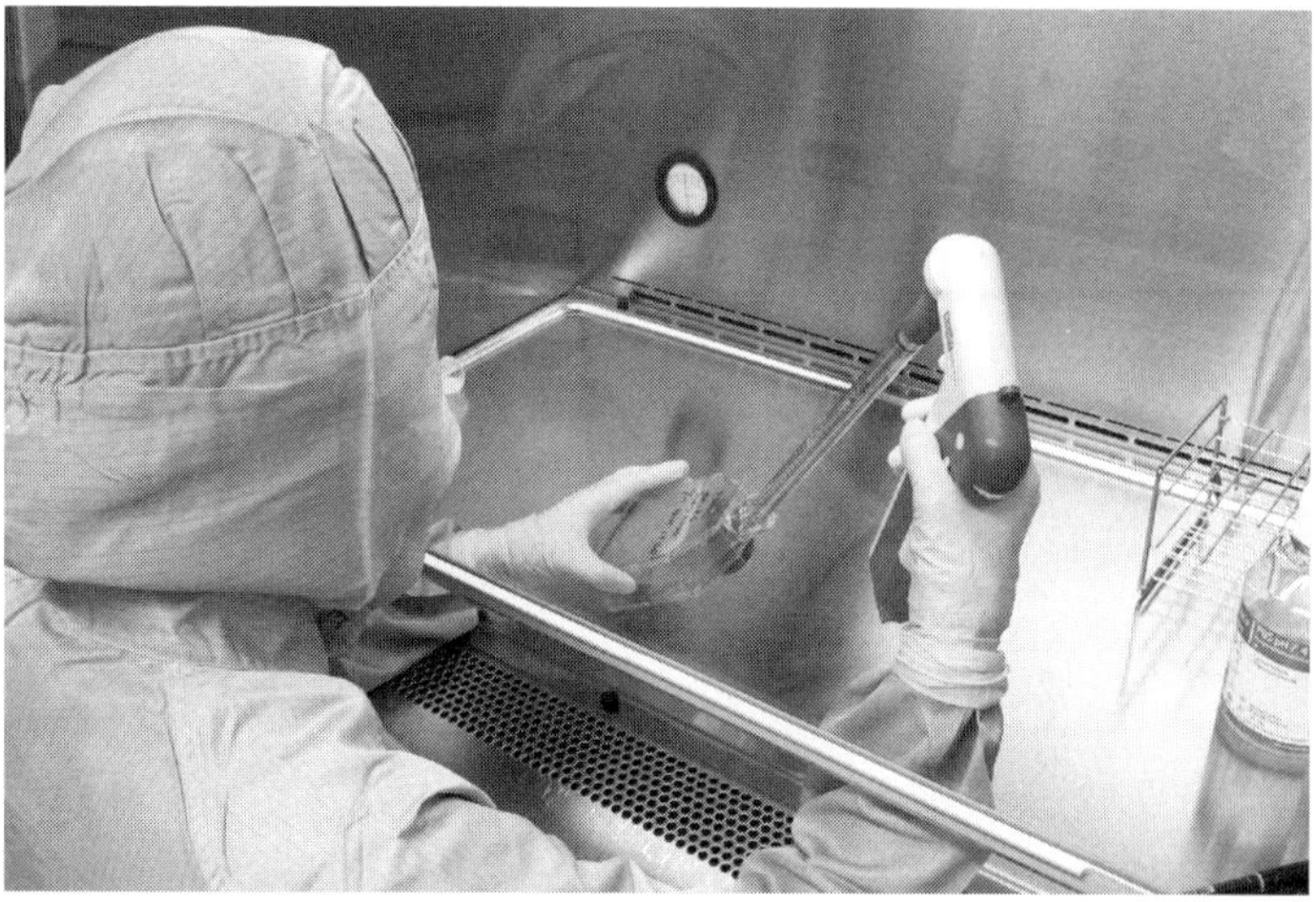

幹細胞上清液の作製は、国から許可を受けている細胞加工施設の中で熟練の臨床培養士によって行われることが望ましい

す。

幹細胞上清液を作製するにあたり、私どもでは、国から許可を受けている細胞加工施設の中で、再生医療学会から認定を受けた上級臨床培養士や臨床培養士を中心に訓練を受けた熟練培養士が培養を行っています。さらに、培養後に回収した上清液は無菌の安全キャビネットの中で密封した後に、ただちに冷凍庫で凍結させています。作製した上清液は、再生医療等安全性確保法（再生医療等の安全性の確保等に関する法律）の下で幹細胞を扱う際の基準と同レベルの無菌検査、ウイルス検査、マイコプラズマ検査などを行っています。

幹細胞治療を行うには、健康被害が及ばないように、こうした徹底管理が前提でなければなりません。

高品質な培養上清液を作る

質の良い間葉系幹細胞の培養では、培養液の選択の他に、どのように培養するかも重要です。

間葉系幹細胞は、培養容器の表面に張り付いて増殖する接着性細胞で、培養容器の表面で増えていきます。したがって、細胞が増殖して容器の表面をおおってきたら細胞を容器から剥がして、もっと広い面積の培養容器に細胞を撒き直してさらに増やしていくのです。その際の栄養補給には培養液を交換していきます。

手順としては簡単に書いていますが、細胞の状態を見極め、適切なタイミングで適切な面積に撒き直していくためには、熟練の培養士の目（経験）と手（技）が必要です。

移植することを前提にした幹細胞の取り扱いは、「再生医療等安全性確保法」に基づく厳しい条件をクリアしなければならないのですが、じつは私どもでは、培養上清液の取り扱いにおいても同様の厳しい基準を設けて行っています。

しかし、移植することを前提にした幹細胞の培養方法と、高品質な培養上清液を作るための培養方法は違います。なぜなら、作製する最終産物がまったく違うからです。

安全で有効な培養上清液を作成するためには、有効成分が豊富にバランスよく含まれるように、そして余分な添加物が入り込まないように、きめ細かく設計された工程をクリアする必要があります。

このように増やしていった間葉系幹細胞からは、成長因子・サイトカインなどのタンパク質や、メッセンジャーＲＮＡ・マイクロＲＮＡを含むエクソソームなどのメッセージ物質が液中に分泌されています。

分泌されたメッセージ物質を含む幹細胞培養の上澄み液を回収したものが、幹細胞上清液です。

以上のように幹細胞上清液を説明すると、簡単に作れるように思われる方もいらっしゃるかもしれません。

しかし、同じ検体からでも、どのような培養液でどのように培養するかによって、幹細胞の増殖速度や細胞の大きさや形、さらには分泌物が違ってきます。

培地や培養の条件が曖昧だと、想定外の幹細胞ができてしまいます。

良い環境を整えた培養があってこそはじめて良いメッセージ物質が生成されます。そうではない環境下で培養すると、途中で目的と違う細胞に分化を始めてしまいます。間葉系幹細胞だと思っていたら、じつは分化した別の細胞の上清液を採っていた!! こんなことがあり得るわけです。

ところが、このようなことを十分に配慮することなく、幹細胞の培養は行われていることが多く、粗悪な品質の培養上清液が出回っているのが現実です。

使用する間葉系幹細胞の安全性と純度を確認する

通常、ヒトの間葉系幹細胞の培養上清液を作るために用いる組織としては、歯髄、脂肪組織、骨髄、臍帯《さいたい》（へその緒）・羊膜などの胎盤組織などが利用されています。

適切な培養法では幹細胞だけが増殖する（左）が、
不適切な培養法では幹細胞ではない細胞も増殖してしまう（右）
ので注意が必要である

フローサイトメトリーによる幹細胞の純度測定

適切な培養法では
幹細胞が増殖

不適切な培養法で
幹細胞でない細胞も
増えている

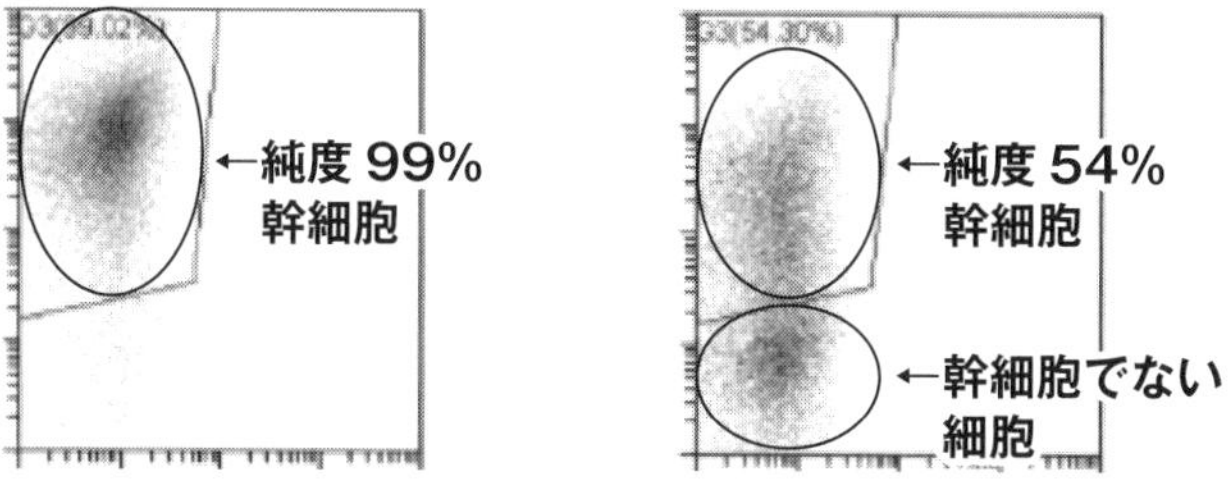

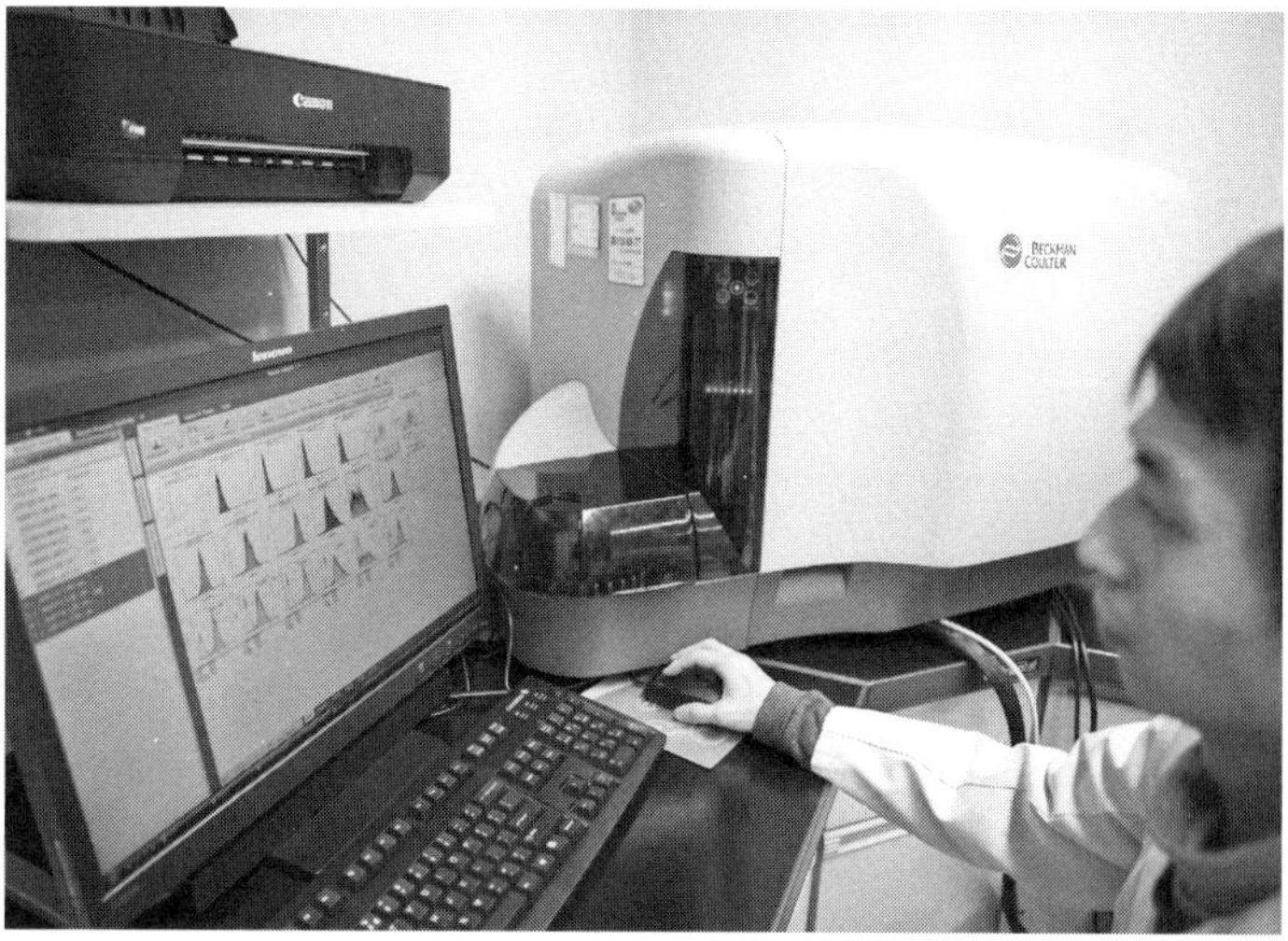

フローサイトメーターでの幹細胞の純度測定（写真）

もちろん、これらの組織は健康な人から提供されたものでなければなりません。私どもでは、安全安心のために、組織の提供者は日本人に限定しており、医療機関で感染症がなくその健康状態のフォローアップができるようにしています。

私どもの細胞加工施設では、それらの組織から間葉系幹細胞を無菌状態で分離・培養し、一般細菌、マイコプラズマ、真菌の混入の否定に加えて、ヒトに病気を引き起こすことがある18種類のウイルスの感染を否定するためのＰＣＲ検査などを行っています。

このように、日本人の健康な方からの検体で幹細胞を作製して、さらにその細胞から病原微生物が検出されないことを確認して使用しています。

さらに、私どもは、一例一例培養した細胞に含まれている間葉系幹細胞の純度を、フローサイトメトリーという方法で確認しています。私どもの間葉系幹細胞の純度は98〜１００％で、その幹細胞を用いて幹細胞上清液を作製しています。

フローサイトメトリーでの測定の結果、万が一純度の低いものがあった場合は、その細胞から上清液は作製せずに細胞を廃棄します。

純度の高い幹細胞をなるべく自然な状態で培養することで、組織を修復する成長因子・サイトカインやエクソソーム等のメッセージ物質がバランスよく分泌されるようにしているのです。

以上のような幹細胞の品質の確認はとても大切な手続きですが、幹細胞上清液は十分な検査がされていない幹細胞から作られているものが多くあるのが現状です。

玉石混淆の幹細胞上清液

現在、幹細胞を培養してその細胞そのものを体に投与（移植）する間葉系幹細胞による再生医療は、再生医療等安全性確保法という法律により特定認定再生医療等委員会にて審査され、書類が厚生労働省に受理されていますので、安全性は確保されています。

しかし、その場合でさえも、前述のように使用する培地や培養の仕方により間葉系幹細胞の品質には大きなバラツキがあります。

一方、幹細胞上清液は、培養した細胞そのものを直接には投与せずに、培養した細胞の上澄み液なので、細胞での治療の法律である再生医療等安全性確保法での規制を受けていません。また、幹細胞上清液は、薬機法（医薬品、医療機器等の品質、有効性及び安全性の確保等に関する法律）による医薬品としての承認は受けてはいません。

したがって、現時点ではすべての幹細胞上清液は研究用試薬として作製されており、ヒトへの投与について、安全性やその効果が保証されているわけではありません。

日本では研究用試薬である幹細胞上清液は、患者さんの治療に必要な場合に、医師法下で医師の責任で患者さんの同意のもと、同意書をいただいて使用されています。

しかし、心配なのは、幹細胞上清液といっても、その品質は玉石混淆で、中には安全性に問題があっても安価であるという理由などで、使用責任者である医師が十分に製品について知らないままに使用されていることがあるということです。

幹細胞上清液での治療は２００７年ごろから注目されるようになりましたが、私どもは２００８年から幹細胞上清液の研究を開始して品質の向上を図ってきました。

医師は、使用する幹細胞上清液について熟知し、患者さんも使用する培養上清液についてよく確認し、それを使うことでのメリットとデメリットをよく知ったうえで使用することが大切です。

ヒトに使うと危ない培養液はどんな幹細胞上清液か？

前述のように、幹細胞上清液は研究用試薬ですから、さまざまな品質のものが販売されています。さらに、その多くのものが、医師法下で医師の責任により患者さんに投与されているのです。しかし、市場で販売されている幹細胞上清液を調べてみると、ヒトに投与するのには問題がある成分が入っているものがいろいろありました。

心配な製品、まずは、ウシのタンパク質が検出される幹細胞上清液です。ウシのタンパク質を含む上清液を繰り返し人に投与すると、人によってはウシに対するアレルギー反応が起こるようになってしまう危険性があります。

どうして培養液からウシのタンパク質が検出されてしまったのでしょうか。これは、間葉系幹細胞を培養する時に、細胞を増殖させるためにウシ胎児血清を培地に加えて培養し、そのウシ胎児血清を除去することなしに上澄み液を作製して幹細胞上清液としてしまっているからです。

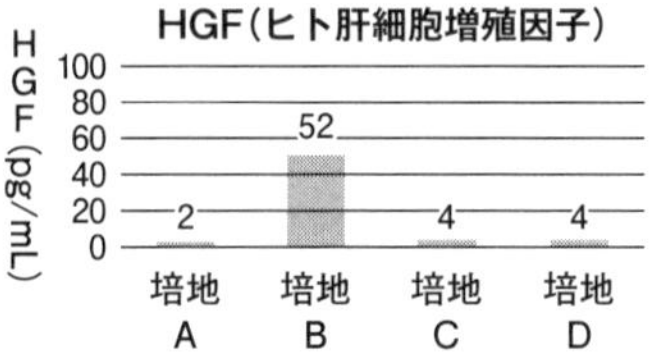

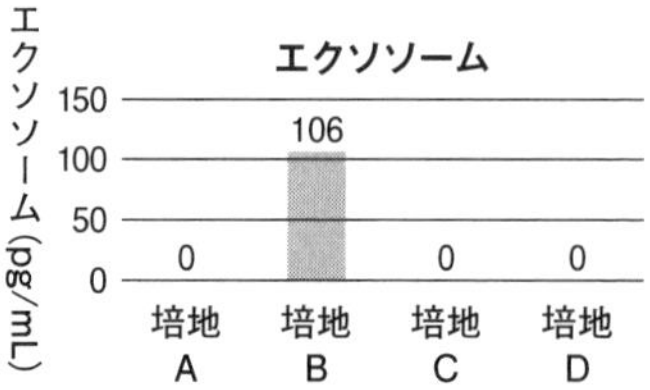

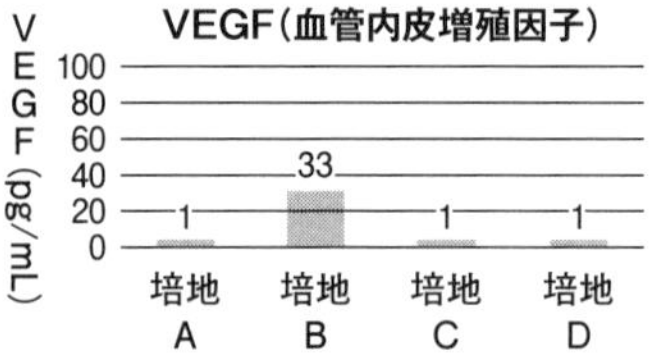

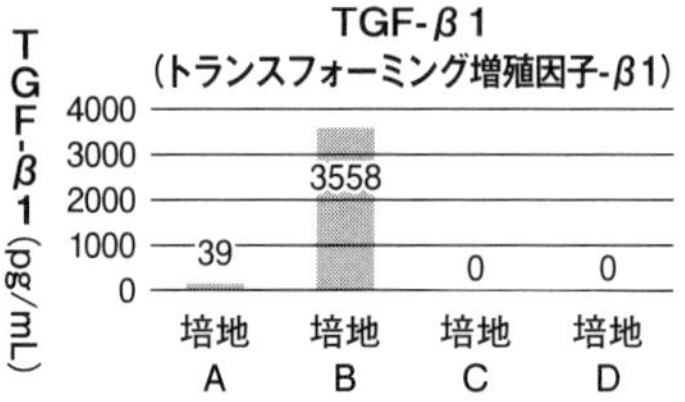

幹細胞上清液は再生・修復に関わる成長因子・サイトカインやエクソソームなどのメッセージ物質をバランスよく含むものであることが望ましいが、使用前の無血清培地にすでに含まれている場合があるので注意が必要である（これは一部の生理活性物質について測定したもの）

私どもの幹細胞上清液にはウシ胎児血清は含まれていないのでアレルギーを起こした方はいませんが、ある商品ではアレルギーを起こすことがあると聞いています。

次に心配なのは、細胞を培養する時の増殖因子としてインスリンを含む培地を使っている場合です。インスリンを含む培養液をそのまま回収して幹細胞上清液としている場合です。インスリンは体内で血糖値を下げ、低血糖症状を起こす可能性があります。低血糖になると、冷や汗、動悸《どうき》、手足の震え、脱力、思考力低下、意識障害、けいれんなど、さまざまな症状を起こす可能性があり、危険です。

実際、インスリンを含むある幹細胞上清液を大量に点滴して低血糖発作を起こした方がいらっしゃるそうです。


さらに、人工的に外から加えられた成長因子・サイトカインやエクソソームが大量に入っている無血清培地で間葉系幹細胞を培養して、その上澄み液をそのまま培養上清液として使用している場合があることにも注意が必要です。

本来、幹細胞上清液は、間葉系幹細胞から分泌される再生・修復に関わる成長因子・サイトカインやエクソソームなどのメッセージ物質をバランスよく含むものであることが望ましく、そこに人工的に外から加えられた活性物質が大量に残っているようなことは避けなければなりません。

実際、人工的に外から加えた成長因子・サイトカインを大量に含む培養上清液をヒトに投与して、点滴するために針を刺した皮膚にしこりができてしまった例もあるようです。

外来性のウシ胎児血清、インスリン、培地に加えられた大量の成長因子・サイトカイン

幹細胞上清液製品別のメッセージ物質や不純物の含有量の比較

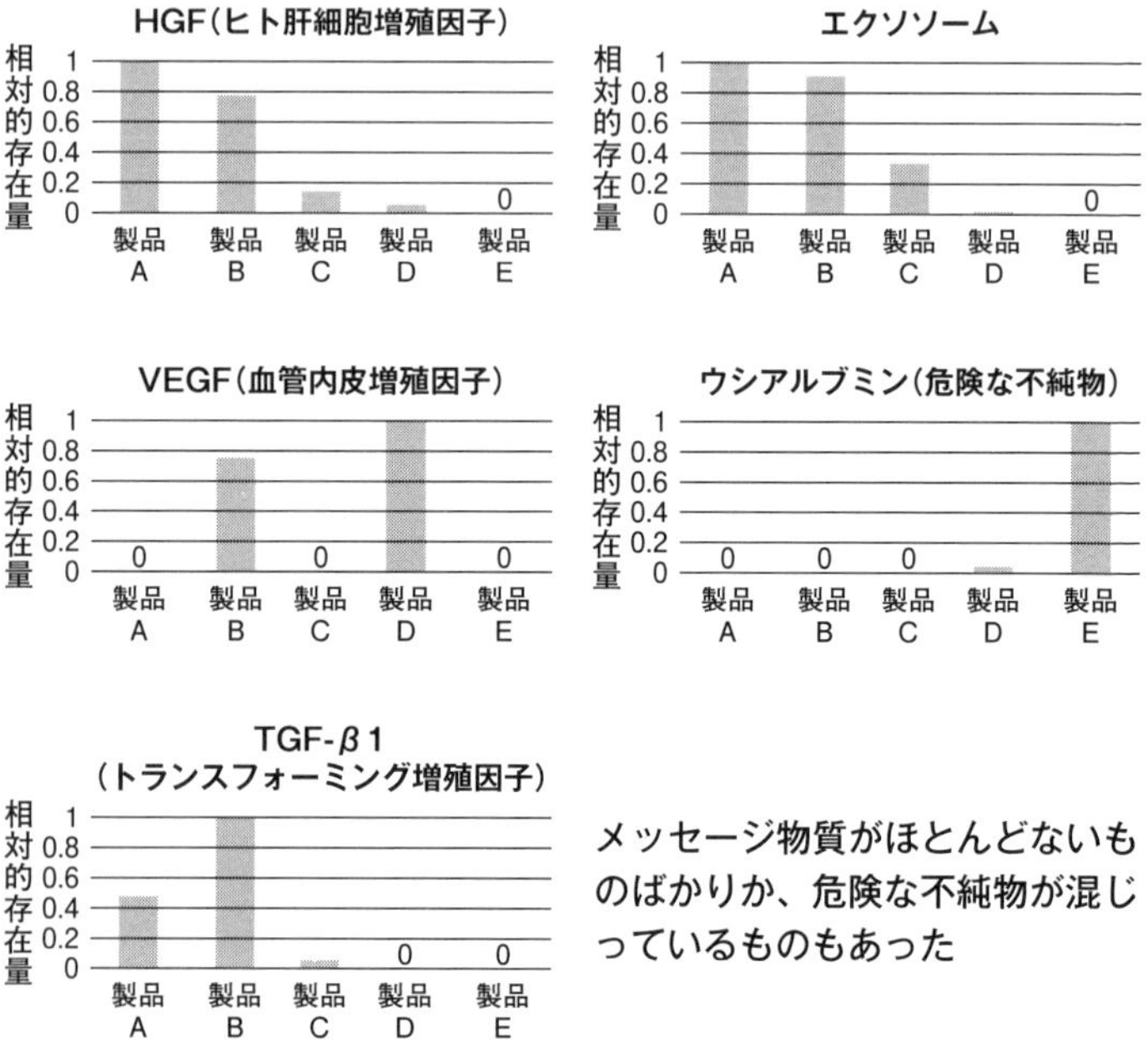

メッセージ物質がほとんどないものばかりか、危険な不純物が混じっているものもあった

が、回収する幹細胞培養の上澄み液に入ることのないような培養技術で幹細胞上清液を作製することが、安全でバランスの良い成分を含む製品とするためには大切です。

研究用試薬を医師法下で医師が患者さんに使うのであれば、医師は使用する幹細胞上清液の安全性について徹底した検証が必要です。

本当に有効な物質が入っているとは限らない

品質を気にしなければ、専門の施設、専門の人員、専門の技術がなくても、間葉系幹細胞を培養して、幹細胞上清液を作製することは可能です。

しかし、きちんと管理した培養を行わないと、間葉系幹細胞を十分に含まない培養細胞になったり、成長因子・サイトカインやエクソソームをあまり分泌していない元気のない幹細胞になったりします。品質の悪い幹細胞から質の高い培養上清液ができるわけがありません。

実際、市場に出回っているいくつかの幹細胞上清液の成長因子・サイトカインやエクソソームを測定してみると、有効成分がほとんど入っていない上清液も「幹細胞培養上清液」、または、「エクソソーム製剤」と称して使用されています。

どのようにして安全で品質の良い幹細胞上清液を選択するか、情報過多・フェイクニュースなどで正しい情報を判断することが難しい時代、サイトのイメージなど表面的なことで誤認しないよう、注意が必要です。

自由診療で適切な治療が受けられるように医師を選ぶ

幹細胞上清液治療に限ったことではありませんが、自由診療を一般的な治療で利用するには抵抗があるという方がほとんどだと思います。

日本では病気やケガは保険で治療ができますが、病気の予防や美容医療など、病気でない医療には保険が適用されません。したがって、美容系のクリニックでは自由診療が当たり前に行われています。

幹細胞による治療は、未病や原因不明の病気のほか、アンチエイジング（抗老化）にも有効です。そのため「アンチエイジング」や「美肌」に最適ということにフォーカスをあて、多くの美容系のクリニックで幹細胞上清液での治療が提供されるようになりました。

一方、病気の治療を行っている一般的な医療機関では、同一医療機関で自由診療は保険診療と併用できないという混合診療の壁で、なかなか普及は進んでいません。

これまで述べてきたように、効果的で先進的な治療ではあるのですが、加速度的に治療に用いられるようにするためには、幹細胞上清液を医薬品として、すべての医師に必要な情報が十分に届くようになることが必要です。そうなってはいないために、安全面での問題が懸念されるのです。

しかし、幹細胞上清液を医薬品とするのは簡単ではありません。

それまでの間は、医師が細胞培養による再生医療の知識を持って、試薬を販売しているメーカーの説明をうのみにせず、使用する幹細胞上清液についてよく吟味したうえで、患者さんに説明をして治療提供することが必要です。

最近は、使用する幹細胞上清液について十分に吟味をする美容系の先生が増えています。

今後は、それらの先生方によって、培養上清液の良さと問題点がさらに明らかにされ、良い品質の幹細胞上清液でより良い治療法が確立されていくことが期待できると思います。

100％安全な医療はない

幹細胞上清液は、正しい作り方、使い方で使用したら絶対に安全なのかというとそうではありません。

もちろん、これまで紹介してきたような、あきらかに健康被害に及ぶ可能性のある製品を使用した場合はリスクが高くなります。

幹細胞上清液は、作ろうと思えば誰にでも作れるものです。極端な話、安全性と効果を無視すれば、細胞培養機器を扱っているメーカーから必要な機器・機材を取り寄せれば、家のリビングルームでも見た目は区別がつかない上清液を作製することができてしまいます。

また、安全性のチェックなども、いくらでも簡略化できてしまいます。

お金儲けを目的にして、簡便で大量にローコストで上清液を作製して提供しているのではないかと思われる製品があるのも事実です。

しかし、たとえどんなに安心安全に気をつけて作製した製品だとしても、患者さんの体調などによって副作用が出てしまうことはあり得ます。医療に１００％安全でリスク０ということはありません。

幹細胞上清液の治療では、通常の注射と同じように、注射した部位に内出血、注射部位の痛み、全身性のアレルギー反応などが起きる可能性はあり得ます。
また、無細胞とはいえ、もとは他人の細胞を使用している以上「生物製剤」ともいえるので、輸血を過去に受けた方やプラセンタ製剤を使用した方と同じように、日本赤十字社での献血はできなくなります。つまり、現在は未知の病原体の感染が完全には否定できないからです。これは、あくまでも輸血の安全性を可能な限り高めるという考え方と同じです。

私どもは細胞加工施設にて、実際に使っている製品の一部を各ロットごとに凍結保存しており、10年後でも必要があれば病原体などについて調べられるように備えています。再生医療に用いる細胞は、同じロットの製品を保管しておかなければならないという法律上の規定があるのです。研究用試薬である幹細胞上清液は、法律上はそのような保管義務はありませんが、再生医療で用いる細胞に準じて、私どもはロットごとに品質管理のために長期保管を行っています。

もし幹細胞上清液の治療を考えているのなら、最低限、これらのことは確認すべきでしょう。

コラム　幹細胞上清液の医薬品への道

幹細胞上清液は研究用試薬ですが、医薬品にできればといつも思います。

幹細胞上清液による治療では、さまざまな心身の不調に改善をもたらします。

しかし、なぜさまざまな症状に効果があるのか、100種類以上のたんぱく質のおかげなのか、それともエクソソームの中に含まれているマイクロRNA、メッセンジャーRNAのおかげなのか、あまりにも多くの成分が含まれているためにどの成分が効いているのかを同定することは簡単ではありません。

それでも、動物モデルなどを使って、幹細胞上清液から病気の治療に有効な物質を単離同定して医薬品とすることはとても有効な手法と思います。

実際、骨再生を誘導するタンパク質が幹細胞上清液から同定されました。ただ、同定された物質単独では幹細胞上清液の骨再生力には及びませんでした。

そして、現在世界中で研究が急速に進んでいるのは、幹細胞上清液中のエクソソームとそこに含まれるマイクロRNAです。このエクソソームを分離・濃縮して、病気に対する動物モデルを使ってその有効性と安全性が研究されているところです。

一方、未病の治療など動物モデルがない場合には、幹細胞上清液から有効成分を同定することは困難です。

困難ではありますが、今後も幹細胞上清液を未病に対する医薬品とするための方法を検討していきたいと思います。

第3章

体の細胞を修復・再生させる幹細胞上清液

そのメカニズムと効能とは

研究用試薬だからこそよく理解することが大切

前章で間葉系幹細胞培養上清液（本書では幹細胞上清液と略しています）は研究用試薬であることをご説明しました。

医薬品であれば、どのような病気に、どれくらいの量を、どのような頻度で投与すると、どのような効果と副作用のリスクがあるかがわかっています。

一方、本来、研究用試薬は人体に投与するために作られているものではありません。しかし、幹細胞上清液は医薬品ではありませんが、病気の予防や標準的な治療だけでは解決しない症状を和らげるために、患者さんに十分な説明を行い、書面にて同意をいただいたうえで、医師法下で使用することが可能です。

前章で述べたように、幹細胞上清液といっても、さまざまな品質のものが存在しています。したがって、研究用試薬であっても、上清液を作製する際の材料、作製工程、試薬に含まれている成分など、生体に対して安全性と効果を期待できる製品を選択することが重要です。

研究用試薬である幹細胞上清液をお使いになる場合でも、薬の場合のように、何を目的にして何をどれくらいの量と頻度でどのように投与するのか、期待できる効果と起こり得るリスクは何か、費用を含めて医師とよく相談をすることが大切です。

前章では主に幹細胞上清液の安全性について説明しましたが、この章では、有効性を考えるために、幹細胞治療や幹細胞上清液治療の作用のメカニズムについてみてみましょう。

世界で行われている間葉系幹細胞による治験とは

間葉系幹細胞療法について、２０２０年7月までに世界中で開始されている臨床治験が１１３８件登録されていると論文で報告されています。外傷２３４件、肺99件、神経97件、心臓83件、免疫78件、肝臓53件、内分泌47件、皮膚31件、消化器30件、腎臓27件、血液25件……など、全身の臓器の病気がその対象となっています。

もちろん、安全性と有効性を確認するための治験を行っているところですから、まだ、医薬品や治療法として確立したものではありません。しかし、間葉系幹細胞の作用の特徴である炎症を抑え、血流や代謝を改善し、成長因子などを分泌して、壊れた組織を再生する働きが期待され、動物実験でそれらの病気への有効性が証明されているからこそ、治験が行われているのです。

では、どのようなメカニズムで間葉系幹細胞は組織修復を行っているのでしょうか。

間葉系幹細胞による組織修復のメカニズム

ここでおさらいをしておきましょう。

「間葉系幹細胞治療」とは、少量採取した自身の腹部の皮下脂肪などから間葉系幹細胞を培養し、その細胞自体を体内に戻す治療です。

「幹細胞上清液治療」とは、培養した間葉系幹細胞から分泌された物質を含む液を細胞から分離し、その液を体内に投与する治療です。

間葉系幹細胞による再生医療の研究が始まった当初は、幹細胞は「自己複製能」と「多分化能」を持つ未分化な細胞として定義されました。すなわち、未分化な幹細胞が、自己複製して未分化な幹細胞を残しながら、間葉系幹細胞の場合であれば、一部は骨・軟骨・脂肪・肝臓・神経などの細胞に必要に応じて分化することで、組織の維持・修復の機能を果たしていると考えられていたのです。

しかし、研究が進むにつれて、間葉系幹細胞による組織の修復は、分化能によるところはあまり大きくはないのではないかと考えられるようになってきています。

たとえば、肝障害の動物モデルでみてみると、投与した間葉系幹細胞は傷害をおこした肝臓には認められますが、肝細胞に分化している細胞にはほとんど認められなかったのです。この時、傷害された肝組織の再生・修復は、投与した間葉系幹細胞から分泌されたタンパク質によることが研究にてあきらかになりました。

さらに、さまざまな動物疾患モデルで、投与した間葉系幹細胞が傷害部位にほとんど認められなくても傷害が修復されていくことも認められるようになりました。このような場合には、間葉系幹細胞から多量に分泌されたエクソソームが傷害部位のさまざまな細胞に取り込まれて、組織の修復を引き起こすことがわかってきました。

このように間葉系幹細胞が再生・修復に働く時の主たるプレイヤーは、細胞から分泌される成長因子・サイトカインなどのタンパク質やメッセンジャーRNA・マイクロRNAを含むエクソソームなどのメッセージ物質であることがあきらかになってきたのです。

このような研究の進展から、間葉系幹細胞自体を体内に投与・移植する従来の幹細胞治療に加えて、幹細胞が分泌する成長因子・サイトカインやエクソソームなどのメッセージ物質を含む幹細胞培養の上澄み液による幹細胞上清液治療が生まれてきたのです。

幹細胞治療と幹細胞上清液治療を比較する

細胞自体を投与する間葉系幹細胞治療と、細胞は投与せずに培養の上澄み液のみを投与する幹細胞上清液治療は、治療内容にどのような違いがあり、どのように使い分けたらよいのでしょうか。

このことについて明確な回答があるわけではありませんが、私は以下のように考えています。

まず、幹細胞治療のメリットは、細胞の投与後にメッセージ物質が体内で持続的に分泌されるので、１回の投与で長い時間効果が持続することが期待できます。それだけ治療のための通院回数を減らすことができるのです。また、再生医療等安全性確保法など、法的な規制の下で治療が行えます。

一方、デメリットとしては、患者さん自身から侵襲性のある処置で皮下脂肪などを採らなければならないこと、その材料から体内に投与できるように間葉系幹細胞を厳格に培養することが必要なことです。そのために、治療費が高くなります。

さらに、血管内に投与する場合には、肺に塞栓《そくせん》を作るリスクや、投与した細胞が腫瘍を作るリスクに注意しなければなりません。実際、幹細胞を４億個投与して死亡した症例や、内毒素の存在下で２億個を投与すると血液凝固能が亢進して血栓を起こしやすくなったりすることが報告されています。

次に、間葉系幹細胞培養の上澄み液を使った幹細胞上清液治療について、そのメリットを検討すると、まず、幹細胞治療と比べて1回あたりの治療費がかなり安いこと。また、幹細胞上清液は他人の幹細胞で作製した上清液を使用しても細胞ではないので拒絶反応を起こすことがないこと、したがって、あらかじめ他人の幹細胞で作製しておいた上清液を必要な時に直ちに使用することができることです。

さらに、上清液なので血管内に投与しても細胞で心配したような塞栓を形成するリスクはほとんどありません。細胞と比べて、規格化・品質管理などもずっと容易です。

一方、デメリットとしては、幹細胞上清液は研究用試薬であり、さまざまな品質の製品があることです。製品によって、作製方法などにより、成長因子・サイトカインやエクソソームなどのメッセージ物質の含有量がばらばらで、物質によって0から高濃度まであまりにも違いすぎることです。

また、製品によっては、ヒトには投与できないような物質を含んでいる製品もあります。そのようなさまざまな製品から、医師法下で使用する医師は、治療の目的に合った製品を選び出さなければなりません。どの病気・症状に、どれくらいの量を、どれくらいの頻度で使用するのが適切なのか、幹細胞上清液は含有成分がさまざまであるので、どの製品をどう使用するかは製品ごとに情報を集めなければなりません。

間葉系幹細胞や幹細胞上清液を臨床応用する際には、治療対象・目的と、使える費用に応じて、幹細胞を使うのか、幹細胞上清液を使うのか、その両方を使うのか、今後も検討していきたいと思います。

幹細胞上清液に含まれる成長因子・サイトカインなどのタンパク質

間葉系幹細胞から分泌されて幹細胞上清液に含まれているタンパク質は、どれくらいの種類があるのでしょうか。

細胞では、核に存在するＤＮＡという細胞の設計図からメッセンジャーＲＮＡという情報を運ぶ分子が作られます。このメッセンジャーＲＮＡが核から細胞質に移動して、その情報に基づいてタンパク質が合成されます。しかし、メッセンジャーＲＮＡは不安定で、細胞内での寿命は短いので、メッセンジャーＲＮＡを解析することで、その瞬間にどのようなタンパク質がその細胞内で作られているか推測が可能です。

私どもは、培養した間葉系幹細胞について、どのようなメッセンジャーＲＮＡが細胞内に存在しているかを調べることで、100種類以上の分泌タンパク質が作られていることが推定できました。

さらに、これらのメッセンジャーRNAの発現量から、間葉系幹細胞は、炎症を抑制し、血流や代謝を改善して、壊れた組織を修復・再生する働きがあることが推定されました。そして、実際に、上清液中にそれらのタンパク質が含まれているかを調べてみると、確かにそれらのタンパク質が検出されました。

幹細胞上清液に含まれるエクソソーム

間葉系幹細胞から分泌されたエクソソームも、組織の修復・再生に大切な役割を果たしているということで、最近注目を集めています。

エクソソームは1万分の1㎜の脂質二重膜の小さなカプセルで、その中にはマイクロRNA・メッセンジャーRNA・タンパク質などが含まれています。

このエクソソームは、細胞から分泌されて血流などを介して臓器間でのメッセージのやり取りに働いています。血液の流れに乗って体を駆け巡っているエクソソームの数は、1

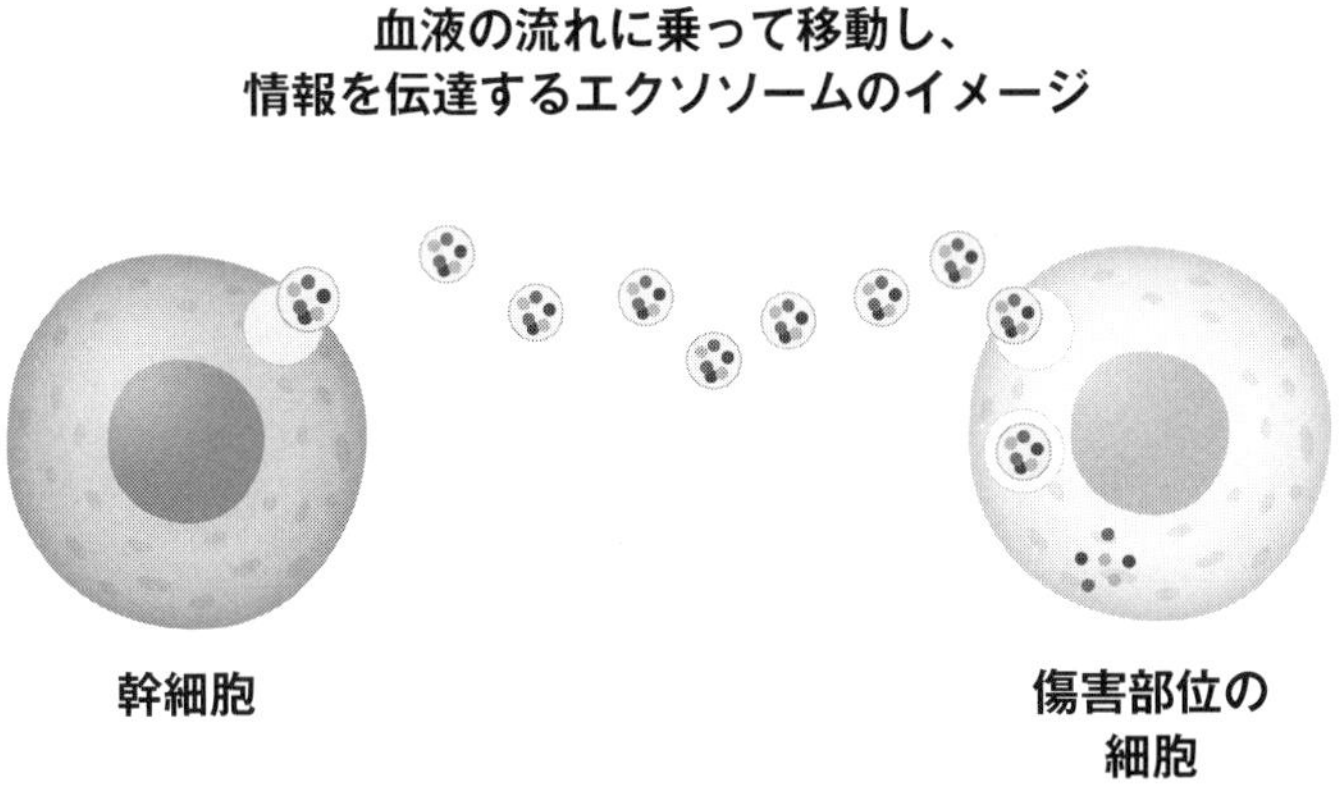

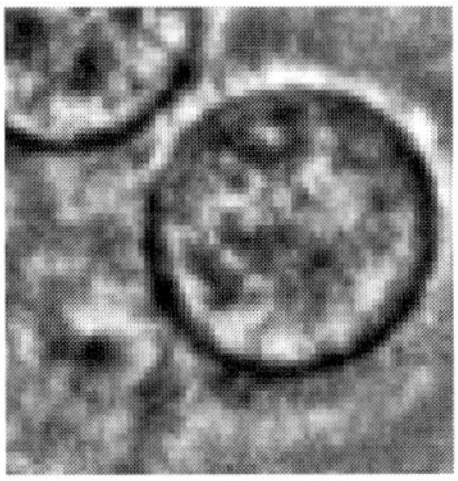
電子顕微鏡がとらえたエクソソーム
（写真提供：株式会社アズフレイヤ）

00兆個ともいわれています。

これまでは脳が神経を通じて体内のすべてのことをコントロールしている、あるいは、ホルモンが他の臓器に指令を与えているというふうに考えられてきました。

ところが実際は、各臓器の細胞から、このエクソソームというメッセージ物質が出ていて、それが離れた臓器にも直接にメッセージを伝えていることがわかってきました。

つまり、脳から全身という上から下への統治機構ではなくて、お互いにクロストークをしながら体の中をメンテナンスしているということです。

組織修復の際には、間葉系幹細胞から分泌されたエクソソームは、傷害部位が遠く離れている場合でも、血流に乗って傷ついた部位に移動し、そこでさまざまな細胞に取り込まれて、組織の代謝改善や修復にあたることができるのです。

じつは、エクソソームはかつて、血液の中を流れているゴミのようなものだと思われていました。

しかし、近年になりようやく、その中にメッセンジャーRNAというタンパク質を作るための情報や、マイクロRNAという複数の遺伝子の作動にかかわるリモコンスイッチのようなものが入っていることがわかりました。

そして、これまでは幹細胞が持っている多くの効能は、成長因子・サイトカインなどの分泌されたタンパク質がカギを握っていると考えられていました。しかし、じつはこのエクソソームがそれ以上に重要な役割を果たしているだろうということがわかってきました。

東京医科大学医学総合研究所の落谷孝広教授の研究によれば、細胞からのエクソソームの分泌を止めることが可能とのこと。

そこで、落谷教授は、この分泌を止めて間葉系幹細胞による治療を行うという動物実験を行ったのです。

エクソソームの分泌を４割、あるいは６割減らした間葉系幹細胞を動物モデルに投与したところ、通常量を分泌している間葉系幹細胞を投与した場合と比べて、およそ８割もの治療効果が失われてしまうことがわかったのです。

幹細胞上清液は組織の由来によって得意分野がある

同じ間葉系幹細胞といっても、体のどの組織から培養した間葉系幹細胞かで、分泌するメッセージ物質が少し違っており、その幹細胞上清液を治療に使う場合には得意分野が違ってきます。

共通している部分が多いのですが、歯髄の間葉系幹細胞から得た上清液中のエクソソームには、神経・骨・軟骨の修復と再生に働くメッセンジャーRNAがより多く含まれています。また、炎症を抑える能力が高く、リウマチなどの自己免疫疾患の治療にも適していると考えられます。

脂肪組織の間葉系幹細胞から得た上清液中のエクソソームには、皮膚・毛髪の再生に働くメッセンジャーRNAが多く含まれています。女性ホルモンを増やすという発表もあります。

臍帯の間葉系幹細胞から得た上清液中のエクソソームには、心臓などの循環系に効果が高いメッセンジャーRNAが多く含まれ、疲労を改善することがより期待できます。

しかし、それぞれの組織由来のエクソソームによって含まれるマイクロRNAにどのような違いがあり、その違いにより修復・再生の得意分野がどのようになっているかはまだ不明で、マイクロRNAの研究がもっと進むと、上記のメッセンジャーRNAから考えていた得意分野が今後は変化してくるかもしれません。

組織の由来が異なる幹細胞上清液中のエクソソームに含まれるメッセンジャーRNAの発現レベル

遺伝子群発現特性	RNA発現レベル
神経再生（Neurogenesis, synaptic signaling, nervous system など）	DP＞UC＞A
免疫調整（Regulation of immune response, chemotaxis, cytokine など）	DP＞＞UC＞A
骨・軟骨・歯牙形成（Ossification, odontogenesis, cartilage development など）	DP＞＞A≧UC
カテコールアミン関連（Catecholamine biosynthesis, dopamine, norepinephrine など）	DP＞＞UC＞＞A
腎臓関連（Kidney, renal system development, nephron など）	A＞DP＞UC
心血管関連（Circulation, angiogenesis, heart contraction など）	UC＞DP＝A
血液凝固抑制（Negative regulation of coagulation など）	UC＞DP＞A

エクソソーム内のRNAの包括的遺伝子発現解析に基づく遺伝子群発現特性（gene expression signatures）を解析。

エクソソームの由来組織 DP：歯髄由来、A：脂肪由来、UC：臍帯由来

組織の由来が異なる幹細胞上清液中に含まれるサイトカイン関連のタンパク質の量の違い（抗体アレイによる解析）

臍帯由来	脂肪由来	歯髄由来
238.1	72.6	86.1
160.9	10.56	47.5
191.9	48.3	45.7
5069.6	1127.4	108.2
132.3	37.60	63.87
14126.5	18493.5	5313.6
7427.0	11391.6	7454.1
318.9	7784.0	26.3
267.6	148.0	1330.7
1195.3	1009.8	1313.2
11.04	42.5	126.5
8.70	64.6	449.8
438.3	3744.3	23708.1
8.74	1435.0	2424.5
75.1	406.0	1402.3
1.21	1.18	908.1

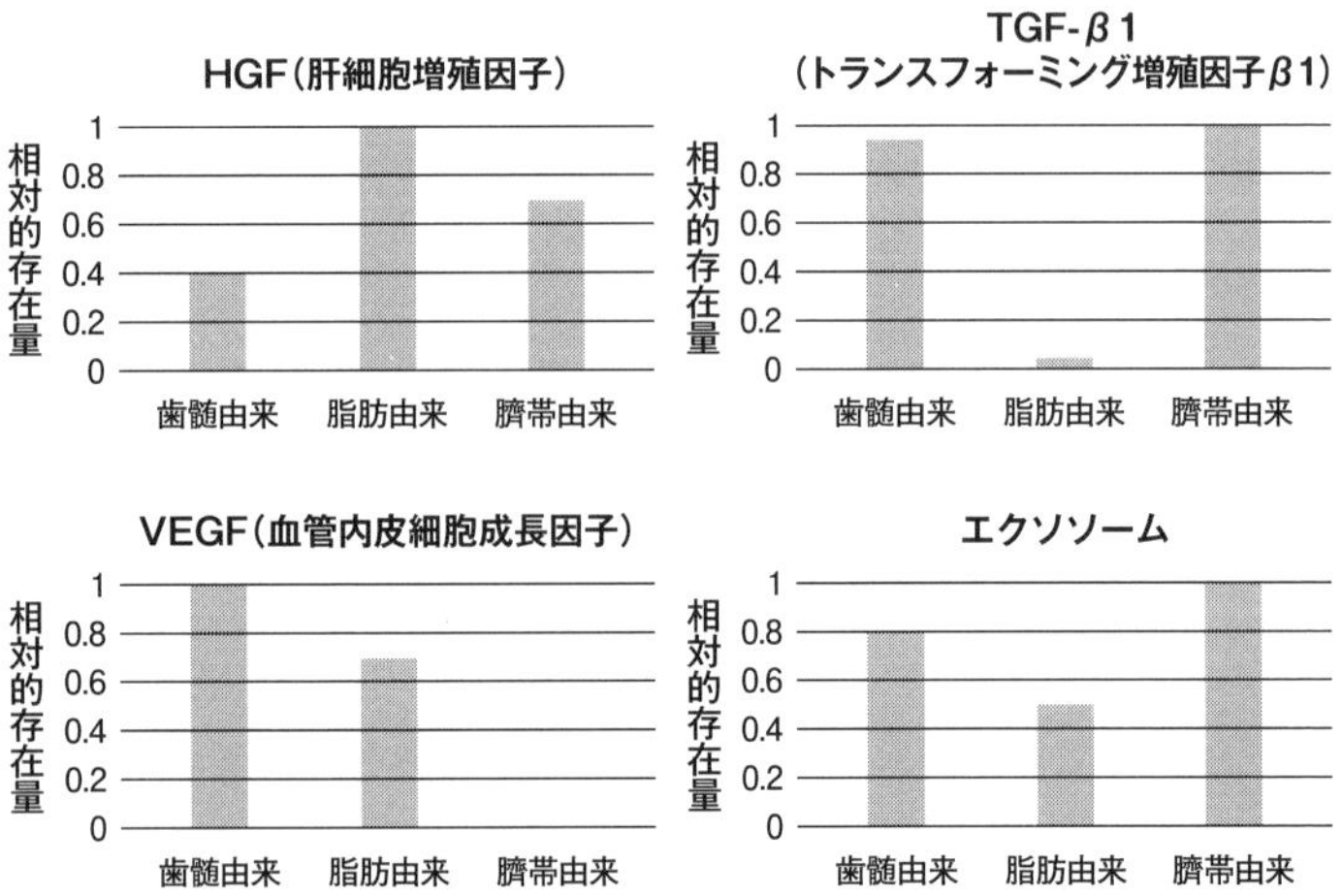

組織の由来が異なる幹細胞上清液中に含まれるメッセージ物質の量の比較（一部の生理活性物質について定量）

私どもの細胞加工施設では、脂肪由来、歯髄由来、臍帯や羊膜や絨毛膜《じゅうもうまく》板などの胎盤由来の間葉系幹細胞を培養して、その上澄み液で幹細胞上清液を作製しています。

いずれの幹細胞上清液も、免疫系の暴走を抑え、余分な炎症を止めて、血流や代謝を促進して、さまざまな組織の修復に関わる成長因子を出しているという働きは共通して持っています。

さらに、成長因子・サイトカインやメッセンジャーRNA・マイクロRNAを含むエクソソームについては、由来の違う幹細胞上清液の特徴に応じて、患者さんの症状に合わせて使い分けを試みています。

コラム　良いエクソソーム、悪いエクソソーム

エクソソームはそれを分泌する細胞の性質を反映します。

間葉系幹細胞の培養上清液（幹細胞上清液）に含まれるエクソソームには、間葉系幹細胞で発現しているさまざまなRNAが含まれています。このエクソソームは、血液などで流れていって、遠方の場所であっても取り込んだ組織で間葉系幹細胞の働きが発現されるようにセットされています。

また、若いネズミの血液が老いたネズミを若返らせるという実験が発表されて話題となったことがありますが、じつは若いネズミの血液中のエクソソームがその本体であったということが報告されています。

一方、ガン細胞から分泌されるエクソソームは、ガン細胞の周辺の細胞をコントロールして、ガンが広がりやすい環境を整えます。ガンのエクソソームはガンの遠隔転移部位も決めています。

また、ガン細胞が分泌するエクソソームに含まれるマイクロRNAを血液で検出する

ことで、早期のガンをみつける検査が実用化されています。

さらに、老化細胞から分泌されるエクソソームは、周囲の細胞に老化を広げたり慢性炎症を引き起こしたりする可能性も報告されています。

このように、エクソソームにも、我々の都合ではありますが、良いエクソソームもあれば、悪いエクソソームもあるのです。


幹細胞上清液を作製する時にも、上清液中にエクソソームを分泌する間葉系幹細胞の品質が重要です。

ガンのように不死化させた幹細胞からエクソソームを作製すると、そのエクソソームでガンを発生させる可能性はないのか。上清液を採る幹細胞の数を増やすために培養をしすぎて老化した細胞からエクソソームを回収していないか。

良い細胞から良いエクソソームを作りたいものです。

第4章

どのような症状が改善するのか

医療現場からの報告と安全な治療

幹細胞上清液は保存の仕方が大切

前章で述べたように、幹細胞上清液の主たる効力は、成長因子・サイトカインなどのタンパク質と、メッセンジャーRNA・マイクロRNAなどを含むエクソソームによるものと考えられています。したがって、使用するまで、このタンパク質やエクソソームが安定した状態をいかに保つかということが重要になります。

間葉系幹細胞は、プラスチックの培養フラスコに張り付いて培養されます。したがって、幹細胞上清液は、張り付いている間葉系幹細胞に触らないようにしながら細胞を含まない培養の上澄み液のみを回収したものです。

通常、試薬の保存の仕方としては、室温・冷蔵・冷凍（マイナス80℃、マイナス20℃）・凍結乾燥などがありますが、幹細胞上清液中のタンパク質とエクソソームの安定性ということで考えると、冷凍か凍結乾燥による保存ということになるでしょう。

室温や冷蔵では、高分子化合物であるタンパク質は培養上清液の中で長く安定的に存在していることは難しく、どんどん分解してタンパク質による効果は失われていきます。しかし、エクソソームは脂質二重膜ですので、冷蔵でも1カ月は安定しているようです。

一方、マイナス80℃で凍らせて保存した上清液は、タンパク質もエクソソームも10年以上安定しており、1回解凍するだけであれば、活性も保たれています。しかし、解凍後は速やかに使用しないと、一度解凍した後は冷蔵保存をしてもタンパク質もエクソソームもすぐに分解してしまうようです。また、マイナス20℃くらいではどうかというと、タンパク質もエクソソームもマイナス80℃ほど安定してはいませんが、しっかり低温が保たれていれば少なくとも3カ月くらいは十分に安定していて、解凍して使用することが可能です。

したがって、私どもは通常、培養が終わり上澄み液を回収したら直ちに1㎖ずつ凍結保存用チューブに分注して、マイナス80℃で凍らせてそのまま保存しています。それを使用する施設へはドライアイスで冷凍したまま運び、使用まではマイナス20℃～マイナス30℃

で凍結保存します。そして、使用直前に解凍して冷蔵保存せずにすぐに使用しています。つまり、使用時までずっと凍結した状態を保つということに気を付ければ、品質の保たれた幹細胞上清液を使用できると考えています。

冷凍の他に、凍結乾燥で幹細胞上清液を保存、輸送するという方法もあります。凍結乾燥とはフリーズドライのことで、分注した上澄み液を凍結させて、そのまま気圧を下げて水分を除去・乾燥させます。すると、水を除いた幹細胞上清液の成分がパウダー状になってバイアルの中に残るので、そのまま蓋をして使用時まで保存して、使用時に水を加えて上澄み液に戻して使用します。

凍結乾燥品は冷蔵でも持ち運べ、冷凍で長期間の保存が可能です。したがって、凍結乾燥品は冷凍品よりも取り扱いが容易なのです。

しかし、凍結乾燥するという手順が必要なので、より製造コストがかかりますし、凍結乾燥の過程でタンパク質の分解やエクソソームの凝集などにより、幹細胞上清液の本来の機能が失われてしまうリスクもあります。

水分を加えた時に濁りが見える凍結乾燥品は品質が心配です。

治療方法は患者さんの体力や環境に応じて選択

では、実際にどうやって治療（幹細胞上清液の投与）を行うのかということについてお話しします。

幹細胞上清液による治療法には「点滴」「点鼻」「ネブライザー（吸入器）」「注射」「塗布」「イオン導入」「エレクトロポレーション（電気穿孔法《せんこう》）」があります。

この中から、病気の種類や患者さんの状態、環境などを考慮し、最適なものを選んで治療を行います。

点滴の場合、点滴したものはそのまま血中に流れていきますから、全身に幹細胞上清液が流れていきます。

そして、幹細胞上清液中の成長因子・サイトカインやエクソソームなどのメッセージ物質は、病気で炎症を起こしている部分、つまり、炎が燃え盛る箇所へ駆けつけて火消しをし、さらに血流や代謝を改善し、修復・再生をもたらしてくれます。
そのため、点滴を用いたやり方は多くの病気治療に有効な方法となっています。

私どもでは、点滴は、クリニックの専用ルームでゆったりしたリクライニング椅子にこしかけ、リラックスした状態で行っています。

1回目の投与後から痛みが緩和するなど、お困りの症状に効果を感じられる方が少なくありません。通常は、1～2週間くらい間隔をあけて経過を観察しながら、数回の点滴投与を行います。さらに、症状が良くなった後も体調が良いということで、間隔をあけながら維持点滴をされる方も多く見受けられます。

1回の点滴量は、私どもの幹細胞上清液で1㎖から5㎖くらいで行っています。幹細胞上清液の点滴量は、少量からはじめて期待する効果が不十分の場合には、副作用がないことを確かめながら増量をしています。

ある上清液では20㎖とか30㎖を点滴するクリニックもあると聞いていますが、私どもの幹細胞上清液ではそれ程多くの量を入れると副作用が出ないか心配です。それぞれの製品で有効成分の含有量が違いますので、どの製品ではどれくらいの量であれば効果が期待できて副作用が出ないのかを担当医とよく相談してからお使いください。

以上のような点滴は、基本的には通院による治療となります。

脳梗塞の後遺症など脳に関する治療は「点鼻」で行う

脳に関する病気に対しては「点鼻」による治療を行います。

脳は非常に敏感な組織で、必要のない諸々の物質が血管から大量に入っていかないように、脳血液関門というところで阻止される構造になっています。

したがって、点滴をしても、幹細胞上清液の成分がなかなか脳内には入っていくことができません。

点滴では、幹細胞上清液に含まれる成長因子・サイトカインやエクソソームなどのメッセージ物質は分子が大きいので、脳血液関門を通過できず脳の中に入り込めないのです。

そのため、脳に関する病気を治療する時には、「点鼻」により脳血液関門とは別のルートでメッセージ物質を脳に送り込む治療を行います。

アロマテラピーを学んだことがある方ならご存じだと思いますが、五感の中で唯一脳にダイレクトに働きかけられるのが嗅覚です。

この働きを利用すれば、脳血液関門を通らずに直接高分子成分を脳に送り込むことができるのです。

鼻の中には脳から直接伸びてきている嗅神経や三叉《さんさ》神経があります。その神経軸索、神経周囲腔や血管周囲腔などを通して脳内に活性物質が入り込むと、脳脊髄液という脳をぷかぷか浮かべている液の中に、メッセージ物質が直接送り届けられます。

脳の中に薬を送り込む時に「デリバリー経路として点鼻をする」このやり方は、昔から行われている治療の手法です。

幹細胞上清液の点鼻による治療法を用いることで、脳内に働きかけて、脳梗塞の後遺症、多発性硬化症、認知症をはじめ、うつ状態の方にも、効果を上げています。

点鼻のやり方ですが、クリニック内の専用ルームで、ベッドに仰向けになり、点鼻薬が確実に取り入れられるよう背中に枕を入れ、顎《あご》を上げ、鼻腔《びくう》に点鼻薬をスプレーします。その姿勢のままで5分程度過ごしてもらいます。

体勢が固定されたままなので姿勢がすこしキツく感じられるかもしれませんが、喉に流れ落ちていってしまう液量を最小限にして、より多くのメッセージ物質が鼻から脳内に届くようにするためにはこれがベストなのです。

ただし、点鼻をした幹細胞上清液は、一部は鼻から脳に運ばれますが、一部は粘膜から血流に乗って全身に、一部は喉のほうに落ちていきます。点鼻でも一部は全身投与のように働くということです。したがって、脳・脊髄の病気ではなくても、さまざまな病気で移動が大変な方や頻回に投与が必要な方は、オンライン等でフォローをしながら来院の頻度を減らして自宅で凍結保存しておいた幹細胞上清液を点鼻することも可能です。

点鼻による実際の治療例は後ほど説明したいと思います。

在宅で誰でも手軽にできる「ネブライザー」による吸入治療

背中に枕を入れた仰向け状態で顎を上げて首をそらした姿勢を数分間キープして行う「点鼻」による治療の場合、高齢者や病気などのために、体勢を保つことが困難だという方もいらっしゃいます。

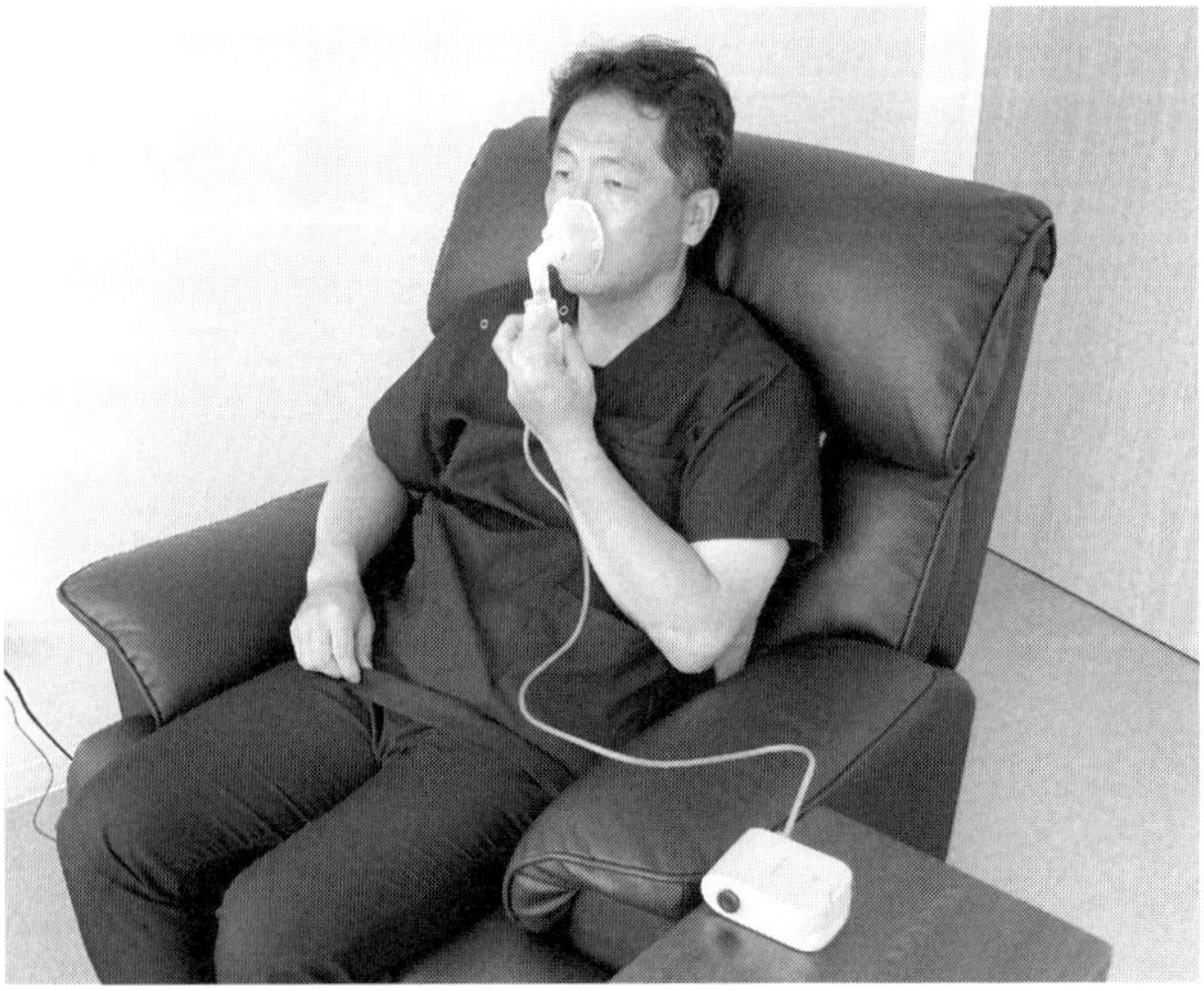
ネブライザーを使った方法。誰でもかんたんにできる

そのような方に対しては、「ネブライザー（吸入器）」を使った治療が選択肢としてあります。

ネブライザーは、喘息の方などは使用したことがあると思いますが、有効成分を吸入によって体の中に届けるための器具です。

脳の病気で点鼻治療が困難な方にはこの方法はおすすめです。

また、血管が細くて点滴がなかなか難しいという人にも、吸入であれば治療が可能になります。

肺や気管支に関する治療においては、吸入することで直接それらの組織にメッセージ物質が噴霧されますので、むしろ点滴以上に効果的なやり方だといえます。

ネブライザーはまた、実際に喘息のお子さんでも使いこなせる器具です。当院では、メッセージ物質をなるべく壊すことがないように、加圧式で熱の発生しないタイプのものを利用しています。鼻から吸入するための経鼻用アダプターなども別に売られていたりしますので、脳内への投与を目指す場合には、経鼻用アダプターを使用するとよいと思います。

このように、ネブライザーはお子さんから高齢者の方まで、誰もが自宅でも治療ができるというところが非常に大きなメリットとしてあります。

移動が大変な方や遠方の方など、頻繁に通院することが難しい方であっても、オンライン等でフォローを受けながら、通院の回数を減らし、自宅で治療を続けることができます。

関節痛、薄毛の治療、美顔など、局所に直接投与することも

あとで実例をあげますが、病気やケガの種類や状態などにより、皮膚や関節などの局部

に直接「注射」を打つこともあります。

たとえば、関節痛では痛みのある関節の関節腔やその周辺に細い針で幹細胞上清液を注射します。幹細胞上清液中の成長因子・サイトカインやエクソソームなどのメッセージ物質を直接傷害部位に送り込み、炎症を抑えて、血流や代謝を改善し、修復・再生を促します。

軽度な関節痛であれば、局所投与をしなくても点滴などの全身投与でも効果が出ます。しかし、痛い関節にメッセージ物質を集中させたいということであれば、そこに直接注射しようというのが局所への直接投与ということです。

ただ、関節痛であっても関節リウマチのように免疫の制御が必要な場合には全身投与を基本として、必要に応じて局所注入を検討します。

また、ケガや病気だけではなく、薄毛治療や美容系の施術にも幹細胞上清液は有効です。たとえば、薄毛治療の場合だと、注射で幹細胞上清液を頭皮に直接打ち込んで治療を行います。

打ち込む方法として、メソガンや最新機器のＭＰガンなどの機械で、一定の深さに高速で細い針を打ち込み、その針の先端から液を出して、毛根の毛母細胞の付近に直接注入します。これだと痛みも少なく、通常麻酔も必要ありません。もちろん手打ちで注射することも可能ですが、手打ちの場合には患者さんによっては痛みを感じる方もいらっしゃり、その場合には麻酔クリームなどを塗ってから行うこともあります。

この手法は、顔のニキビ跡などにも使用できるのです。

注射以外にも、顔などの皮膚治療や美肌の施術では「イオン導入」や「エレクトロポレーション」が行われることもあります。

これは、幹細胞上清液の活性成分を、電気の力で皮膚に浸透させる方法です。痛みはほとんどありません。

局所注入の治療は、いずれも医療機関への通院治療が必要になります。

あきらかなガンの人は使用NG

幹細胞上清液はどんな方にでも使えるわけではありません。たとえば、ガンをお持ちの方です。

炎症を抑え、血流や代謝を改善し、組織を修復するというのは、間葉系幹細胞やその培養上澄み液である幹細胞上清液の基本的な働きです。しかし、このような働きはガンがある時に作用するとどうなるか？

可能性としては、炎症を抑える作用はガンを攻撃する免疫反応を抑制し、ガンの血管新生を促し、成長因子が作用して、ガンを大きくすることがあるかもしれません。

ただ、私どもの動物実験では、免疫抑制能が強い歯髄由来の間葉系幹細胞の培養上清液を用いた場合でも、生理食塩水を用いたコントロールと比べて動物に植え付けたガンの悪化は認められませんでした。

その一方、間葉系幹細胞について発表されている論文では、間葉系幹細胞にガンの治療効果があるとの若干の論文がある一方で、いまのところ、ガンを悪化させる可能性があるとの論文が数的には多いのです。

したがって、間葉系幹細胞やその幹細胞上清液を使用する場合には、ガンを悪化させる可能性が否定できません。そのため私どもは、万全を期して、現在ガンの治療を受けている方と、再発しないかの経過観察をしている方に関しては、幹細胞上清液の点滴をおすすめしておりません。

病気の方はまずは標準治療をしっかり受けよう

体の不調が出現したら、適切な診断のもとに、まずはしっかりと標準治療を受けましょう。標準的な治療にはこれまでの医学のエッセンスが詰まっています。場合によっては緊急の処置や外科的な手術などが必要な場合もあります。標準的な治療をまずは基本とすることが大切です。

たとえば、私のクリニックには糖尿病や腎臓病など、さまざまな病気で治療にみえる方がいますが、そうした方々には、かかりつけの医療機関での治療を最優先していただいています。

でも、それだけでは解決しないつらい症状や病気があるのも事実です。

標準治療をがんばっても気になる症状が続く場合、いろいろ調べても原因が不明で気になる症状が続く場合、そのような時の一つの可能性として、幹細胞上清液での治療を検討してはと思います。その際には、幹細胞上清液の作用メカニズムやこれまでの有効例などを考えて、効果がありそうな症状か、副作用が出る可能性はないかなどをよく考えることが必要です。

そして、実際に幹細胞上清液での治療を試す場合にも、引き続きそれまでの主治医にしっかりと診ていただくことを続ける必要があります。

医学は専門化しており、それぞれの病気について専門的な見地から引き続き病気の経過観察をしていただき、症状が変化すれば現在のお薬などの調整が必要になる場合もあるからです。

病気になる前、未病に使う

未病というのは、明らかに病名がつくような病変がないという状態です。

病気ではないがちょっとした症状が気になる場合、いまのところはっきりした症状はないが何となく以前より調子が落ちている気がする場合など、もしかするとまだ発病していない未病の状態なのかもしれません。

「病気になってからでは遅い」とはよく言われることですが、まさに、病気になる前の未病のうちに治してしまうことが理想です。

では、未病のうちに何ができるか、何をすればよいのかということになります。

未病は病名がついていない状態ですから、発症前の病気に健康保険でお薬を処方することはできません。

まずは、生活習慣を整えることが第一です。そうすることで、健康を維持して病気にならないようにすることは今も昔も変わらず重要です。

しかし、一回火のついてしまった病変は、慢性炎症などの状態で症状を表すことなくくすぶり続けます。

また、誰でも老化に伴い細胞や組織が衰えてくることも事実です。

ここで、幹細胞上清液の抗炎症作用・血流代謝改善作用・修復再生作用が、慢性炎症などの火種を消して、未病を解消していくには、とても有用と考えられます。

しかし、幹細胞上清液を使用して未病を解消していけるのか、未病は病気として発症していないのだからどれほど効果があるかを評価することは難しいことです。

そこで、以下、病気として診断されている場合に、幹細胞上清液を使うことでどのように症状が改善したのかなどについて、私どもが実際に経験した例をあげていこうと思います。

幹細胞上清液を使うことで、どのような病気やどのような症状が良くなったのかをみていくことで、どういった未病の状態に有効性があるのかについて予想することができるようになればと思います。

私どもの幹細胞上清液の使用例

これから述べる幹細胞上清液は、私自身が管理する細胞加工施設で作製した間葉系幹細胞の上澄み液です。

私どもの幹細胞上清液は、無血清培地などに含まれる人工的に加えられた活性物質（成長因子・サイトカインやエクソソームなど）を一切含みません。私ども自身が開発した特許技術によって、活性物質としては外来性のものを含まず、間葉系幹細胞から分泌されるもののみを含む上清液の作製に成功しています。自然に分泌された活性物質だけを集め、成長因子・サイトカインやエクソソームが本来のバランスで含まれているようにしているのです。

さらに、私どもの幹細胞上清液は、「再生医療等安全性確保法」に基づき、厚生労働省より特定細胞加工物製造許可を得た特定細胞加工施設にて、再生医療に使用する時と同じレベルで高品質の間葉系幹細胞を培養し、その細胞を用いて上清液を作るためだけの培養をして、上清液を回収しています。

ただ、同じように培養したつもりでも、含まれている成長因子・サイトカインやエクソソームの量が低くなってしまうことがあります。そこで、上清液を作成するたびにそれぞれのロットの幹細胞上清液について、複数の活性タンパク質とエクソソームの量を測定し、決めている基準値を下回る項目が一つでもあるロットは破棄するようにしています。

その結果、私どもの幹細胞上清液の成長因子・サイトカインやエクソソームの含有量は国内トップレベルです。また、そのエクソソームには間葉系幹細胞内で発現しているのと同じパターンでメッセンジャーＲＮＡやマイクロＲＮＡが含まれていることも確認しています。

決して、私どもの幹細胞上清液が一番で、他はよくないといっているのではありません。ただ、幹細胞上清液は研究用試薬ですから、それぞれの製品について安定した効果と最大限の安全性に注意を払うことが必要です。第2章で述べた安全上の注意点をご参照いただき、担当の医師とよく相談しながらお使いください。

以下に説明する私どもの実際の使用例は、私どもが作製した幹細胞上清液で得られた結果であり、別の製品では異なる結果や効果が出るのだと思います。また、それぞれの状態に対して症例数も限られていますから、あくまでも幹細胞上清液の可能性を感じるための報告としてお読みいただければと思います。

鎮痛剤が手放せない方、長年の痛みに朗報

痛みは医療機関の受診理由として最も多い症状で、そのつらさはご本人でないとわかりにくいものです。

長年にわたって痛みを抱えている方の場合、患者さんご本人がすでにいろいろな病院で

検査を受けたり治療を受けたり、また、薬やサプリメントを試したりしています。

そのような方は、原因がわからない、わかったとしてもよくならない。したがって「これはもう治らないのだ。何をやってもダメだったから我慢するしかない。仕方ない」とあきらめ、定期的にマッサージに通ったり痛み止めを飲んだりして、いわば、その場しのぎで何とか日常生活を送っていることが多くあります。

しかし、そうした方々も幹細胞上清液の治療を受けることで、長年の痛みから解放される場合があるのです。

以下に、3カ月以上持続する、または通常の治癒期間を超えて持続する痛みとして定義される慢性疼痛での幹細胞上清液の使用例を紹介します。

原因は、中枢性（頭の中）、末梢性、原因不明などさまざまですが、いずれの症例も私どもの幹細胞上清液を1～2㎖投与した1回目で、程度の差はありますが症状の改善を認めています。

これから実際に私と私の同僚が行った治療の改善例をご紹介します。

脳梗塞後遺症による慢性疼痛の改善例【慢性疼痛の症例①】［80代女性］

疼痛とは「痛み」の医学用語です。その原因はさまざまありますが、ここでは、中枢神経性、末梢神経性、原因不明で慢性化した重度の疼痛を抱えていた方の症例をご紹介します。慢性疼痛の症例①②③は、十数年一緒に治療を行ってきた嘉村亜希子医師が主に治療をされたケースです。

まずは中枢神経性の痛みの事例。脳梗塞の後遺症によって、右下肢から体幹に電気が走るような慢性的な痛みを抱えていた80代の女性のケースです。

この方は、69歳の時に脳幹部の梗塞を起こし、2週間くらい昏睡状態が続きました。幸い意識が回復して一命をとりとめたのですが、右手足に軽度の麻痺と、右半身にひどいしびれの症状が残ってしまいました。

しびれは、右足先から始まって、上昇するように、右半身を通って胸部から右腕・手指にまで至るものでした。

さらに、電撃的な発作のようなしびれの症状も出るようになりました。そしてそれが頻繁に起こるようになってきて、胸がしびれて縛り付けられるような感覚の時もあったといいます。

循環器内科で何度も検査を受けたものの「異常なし」とのことで、神経内科からは、脳幹梗塞の後遺症であるため、痛み止めの薬で様子をみるようにといわれていました。

右手足の麻痺は、リハビリによって日常生活に支障のないレベルにまで改善したのですが、しびれの発作が頻繁に起こり、とてもつらい日々を過ごされていたようです。

脳幹には神経細胞から延びる突起がたくさん通っているのですが、そこを通る脳の痛みに関わる神経の突起が障害されたため、結果的に痛みに関わる神経に障害が起こってしびれが残ってしまったのだと思います。

そういった後遺症の場合、運動機能はある程度リハビリによって治していくことが可能ですが、痛みをコントロールするリハビリは大変難しく、痛みの場合には薬物で対応することがほとんどです。痛み止めをずっと飲まなければならなかったり、痛み止めで胃や肝臓や腎臓を傷めてしまったりすることがあるのです。

この方の場合も、リハビリによって歩くことは支障がないレベルにまで改善していったのですが、しびれの発作はほぼ毎日毎晩あり、それが一番つらかったとおっしゃっていました。

発症から10年以上たち、知人の紹介で当院へみえたのですが、つまりは丸10年もそのようなひどいしびれで苦しんでいたわけです。

この方には、脳に原因がある痛みと考え、まず1回目は1㎖の点鼻で幹細胞上清液を投与することにしました。すると、初回投与のその夜から、いつものしびれ、発作がとても軽くなり、とくに上半身は非常に軽くなりました。

以降、2週間に1回の投与を続けたところ、2〜3回目で頬や眉周囲の筋肉のひきつりといった顔面神経の症状が改善されました。

5回目の投与以降は、夜間の右足から上半身に起きていた電撃痛もなくなりました。腰から下のしびれも徐々に弱まり、しびれの範囲そのものが一部分だけになっていきました。

約半年後には、胸痛や腹部の違和感、足のしびれ、発作様症状が消失しました。さらに、軽度の麻痺があった右足の運びが改善。歩幅も大きく歩きやすくなりました。

以後は、再発がないかを確認しながら、間隔をあけて点鼻投与を2年間ほど継続し、治療を終了しました。その後の再発はありません。

余談ですが、この方は80代だったのですが、治療を続けて1年半くらいたつと、白髪が徐々に黒い髪に変化していきました。

点鼻から血中に入った幹細胞上清液の効果により、頭髪のメラノサイトでメラニン産生能が回復し、思いがけずこのようなおまけがついたようです。

学生時代のケガによる末梢神経障害の治癒症例【慢性疼痛の症例②】[50代男性]

いわゆる「古傷」が原因の末梢神経障害による痛みの事例です。

この方は、20代前半の学生時代に、かなりのスピードでスキー滑走中に転倒し、頸椎を損傷していました。

幸い、後遺症もなく回復したのですが、それから30年以上たった50代後半にさしかかり、右手の指にしびれ感が出てきたのです。

検査したところ、古傷である頸椎の変形と、加齢が原因であることがわかりました。手術等を行うほどではないものの、右手で何かをつかんだり触れたりする際に感じるしびれがだんだんひどくなってきて、日常生活が苦痛になっていました。

この方は知人の紹介で当院へみえたのですが、点鼻による幹細胞上清液の投与を行ったところ、1回目1㎖の点鼻で20％程度しびれ感が改善しました。

その後、週2回ほどのペースで投与を行ったところ、1カ月後にはしびれはほとんど消失しました。

そのまま間隔をあけながら半年くらい継続して投与を行ったところ、しびれはまったくなくなり、治療を終了しました。

それから8年経過していますが再発はありません。

このように、何十年も前の古傷ですが、一度は症状が回復していました。したがって、頸椎周辺の神経は、変形した頸椎に押されて傷害されていたけれども、細胞は死んではいなかったのではないでしょうか。神経細胞が完全には壊れていなかったから、幹細胞上清液の治療で回復できたのではと思っています。

じつは、動物実験では、神経を縛って中途半端に障害を引き起こし、それに、歯髄由来の幹細胞培養上清液を注射したところ、縛ったままでも、完全ではありませんが回復してくるということがわかっています。

頸椎椎間板ヘルニア（末梢神経障害）の改善例【慢性疼痛の症例③】［40代女性］

この方は、頸椎を痛め、椎間板ヘルニアのため左腕にしびれが長くありました。さらに、最近は後頸部には張りが出てきていました。

まずは、点滴と点鼻でそれぞれ１mℓの幹細胞上清液の投与を行ったところ、腕のしびれが改善しました。

その後、１週間に１mℓの点鼻投与を行いながら、10日後には２mℓ、１カ月後にさらに２mℓの幹細胞上清液の点滴を行いました。

当初は腕のしびれはあったりなかったりでしたが、１カ月後の点滴を行ったところ、腕のしびれは改善されました。

この方はまた月経不順もあったようですが、それも改善して肌の調子もよくなりました。

疼痛治療の相談でみえ、そのこと以外のお話はされていなかったのですが、じつはこの方は妊活を続けていたようで、それまでずっと妊娠しなかったのに妊娠したとの報告もありました。うれしい結果ですが、幹細胞上清液の妊娠に及ぼす安全性は確立されてはいません。

大切なことなので繰り返しますが、良くも悪くも、このような思いがけないこともありますので、妊活をはじめ、その他の治療を行っている方がこの治療を始める前には、安全を期して主治医にもご相談されるようお願いします。

頸椎症と腰椎症（末梢神経障害）の改善例【慢性疼痛の症例④】［50代男性］

もともと右手と右足にしびれがあり、さらにぎっくり腰による激痛で椅子から立ち上がれなくなった男性医師の事例です。

まずは、1〜2週間に1回、1㎖の幹細胞上清液の点滴投与を開始しました。

すると、1回目の点滴の最中から腰の症状が軽減。

しびれはまだ残っていたので、点滴投与を継続していたところ、右手小指の知覚低下とチクチクしたしびれのほか、上腕三頭筋あたりの痙攣のような症状が消失しました。

また、右足の親指に知覚低下とチクチクしたしびれもあったのですが、これも気にしないと忘れている程度に改善したのです。

原因不明の右下肢激痛の改善例【慢性疼痛の症例⑤】［60代男性］

右ふくらはぎの激痛があり、疼痛治療で有名な専門施設においていろいろと調べて治療を受けたものの、原因がわからず痛みも改善しなかった男性医師の事例です。

この方は、鎮痛剤による対症的な治療を続けていたのですが、痛みがひどくずっと日常生活に支障をきたしていました。

そこでまずは、１㎖の幹細胞上清液を点滴投与しました。投与後は自宅に戻られたのですが、とても眠くなり2時間ほどぐっすり眠ったそうです。その夜も、痛みで目を覚ますことなく熟睡できたようです。

熟睡後、右下肢（ふくらはぎ）の痛みも改善し、氷で冷やされているような感覚もあったようですが、それも軽減。その日は痛み止めを服用しないで過ごせる程度の痛みになっていました。

あまりにもひどい痛みには「オピオイド」という麻薬系の痛み止めを使うのですが、この医師は入院患者がいる病院の院長を務めていたため、いつ呼び出されるかわからないということで、その薬は使えずにいました。

炎症を抑える鎮痛剤でなんとかだましだまし生活をしていたのですが、それでも常に痛みがあり、就寝時もまともに眠れない状態だったのです。

それが熟睡できたというので、「これまでさまざまな薬物治療を受けてきたが、これほどの効果は初めてだ」と、おっしゃっていました。

2回目の投与からは、週に1回の点鼻を行ったのですが、これにより下肢の疼痛は軽減。鎮痛剤の投与なしで様子をみられるようになりました。

3週間後、以前なら雨の日には右下肢の痛みが強くなり歩くことが困難だったものが、雨の日でも普通に歩けるようになるなど、痛みが軽減し、鎮痛剤も不要となりました。

この方はまた、痛みで眠れないため、寝酒でそれをごまかすなどしていたこともあり、飲酒量がかなり多かったそうです。

それが、熟睡できるようになったことで飲酒量が減り、体調も改善されていきました。治療開始２カ月後からは、２週間に１回１㎖の点鼻投与に変更しましたが、鎮痛剤を飲まなくても右下肢の痛みと冷感の改善は維持されています。

痛み自体は半減程度ですが、体調そのものが良好になったということで、日常生活がとてもラクになったようです。その後も右下肢の痛みは半減状態でコントロールされています。

腰痛の改善例【慢性疼痛の症例⑥】［40代男性］

慢性的な腰痛で悩んでいるという方はとても多いのですが、この方も長年にわたって腰痛に苦しめられていました。

仕事柄、重労働のため腰痛はあったようですが、少し動いただけでも呻きたくなるような痛みを感じるようになったため、整形外科でＭＲＩによる精密検査を受けたそうです。ところが、とくに異常はみつからず、経過観察となったのでした。

しかし、仕事が忙しくなるたびに容体は悪化し、休まざるを得ない日も出てくるようになりました。

この方は、ご自身で腰痛治療について調べていた過程で幹細胞治療に興味を持たれ、当院を知ったようです。

まずは幹細胞上清液を1㎖点滴で投与したところ、あきらかに症状が軽くなりました。

以降、月に2回程度の点滴投与を行っていると、仕事をしていても悪化することがなくなり、多忙で腰痛が出ても回復が早くなっていきました。

そして、治療開始から半年ほどで、痛みの改善が安定しました。現在は再発予防として、時おり通院されています。

整形外科領域での改善例

前述の慢性疼痛の症例などにもありましたが、整形外科の領域の痛みには、幹細胞上清液による治療は、多くの方々に効果がみられます。

以下の症例は、5年以上一緒に診療を行っている当院の整形外科担当医である藤木崇史先生が担当した患者さんの事例です。

■症例①　右変形性膝関節症　70代女性

この方は、半年前から右膝痛が出現し、徐々に悪化して歩行時に足を引きずるようになったということで、他院を受診されていました。

痛み止めの内服ほか、ヒアルロン酸の関節内注射を受けたとのことですが、痛みがとれなかったため当院にみえました。

初診で、関節内に水が溜まっていることと、痛みのため膝の曲がりも90度程度であることがわかりました。

これまでの治療で効果がなかったことから、幹細胞上清液1㎖の関節内注射を行いました。

再診時には、歩行時の痛みがなくなり、関節内の水もほぼなくなっていました。また、膝も130度まで曲がるようになっていました。

再度、幹細胞上清液1㎖の関節内注射を行うと、日常生活上の痛みや関節内の水はすっかりなくなりました。

また、膝は痛みなく140度まで曲げられるようになり、歩行も以前の状態に戻りました。

▪症例②　左肩関節周囲炎　50代男性

この方は左肩の不調で、数年前に他院を受診し、注射やリハビリなどの治療を受けていました。

しかし、状態が良くならなかったため、あきらめて放置していたそうです。

その後、ネットで当院のことを知って興味を持ち、受診されました。

初診で、関節拘縮《こうしゅく》（手を背中に回す動作ができない）とインピンジメント（関節周辺での筋肉のつっかかりによる痛み）が認められました。

本人の希望もあり、幹細胞上清液1㎖を関節内に注射。

再診時、ほとんど症状は改善され大変満足されていました。

以降、本人の希望により、計3回注射を行い、治療は終了となりました。

▪症例③　両側変形性膝関節症　60代女性

この方は、3カ月前から両膝が痛くなり、他院を受診し、リハビリにくわえヒアルロン酸の関節内注射を受けていました。

しかし、状態が良くならなかったため当院へみえました。

初診時、両膝ともに関節内に水が溜まっており、歩行時に関して痛みはないものの、立ち上がりや階段の上り下りで痛みがあるとの訴えがありました。

これまでの治療で効果がなかったことから、幹細胞上清液を両膝それぞれに１㎖関節内注射を行いました。

再診時には、関節内の水はなくなり、立ち上がりの痛みもなくなっていました。階段を下りる際の痛みは残っていたため、リハビリは続けていただきました。

その後、半年間にわたり１カ月に１回の間隔で幹細胞上清液を１㎖ずつ関節内注射したところ、痛みは完治したのです。

▩症例④　両側上腕骨外側上顆炎（テニス肘）　60代男性

この方は、以前からゴルフやテニスといった趣味の運動をした後の肘の痛みに悩んでいました。

他院でステロイドを注射したりしながら運動を継続していましたが、友人の紹介で当院を受診。

診察でも明らかな外側上顆炎であったため、患部に幹細胞上清液を注射しました。その後、注射を数回繰り返したところ、徐々に痛みが出ないようになりました。

■症例⑤　関節リウマチ　60代女性

この方は、以前から関節リウマチに対し抗リウマチ薬の内服治療を受けていました。しかし、内服治療だけでは経過が安定しなかったことから、ネットで検索し当院へみえました。

月1回の幹細胞上清液の点滴を開始したところ症状は安定し、主治医と相談しながら内服薬の量や種類を減らすこともできました。

ときどき単関節炎が出ることもあるのですが、その時は患部に関節注射をすることで抑えられています。

その後も、症状、検査値ともに非常に安定した経過となっています。

足関節捻挫による腫れ・痛みと頭髪育毛の治療例［60代男性］

この方は、右足を10年程前に強くひねってしまい、以来、右足首の関節の外側がずっと腫れたままになっていて、ちょっと歩くとすぐに痛みが出るということで当院へみえました。

当院整形外科にて調べたところ、足首周辺の靭帯の腫れのほか、剥離骨折の部分もありました。また、変形性関節症はなく、距骨の変形が軽度あって前後方向への不安定性も軽くみられるとの診断でした。

腫れの具合と痛みのある個所を確認したうえで、関節と靭帯のところに直接２㎖の幹細胞上清液の局所注射を行い、さらに、４㎖の点滴投与を行いました。

10日後にも2回目の点滴４㎖の投与を行いました。腫れも痛みも改善がみられ、ご自身も調子がよいとのことでした。

それから1カ月後、腫れと痛みはあきらかに改善していました。この日は、局所注射２㎖と、点滴投与４㎖を行いました。

その2カ月後には、腫れも痛みもすっかりなくなっていたので、局所注入は終了しました。ただ、幹細胞上清液の点滴をするようになってからちょっと体が重いとかだるいといった症状が改善し、その状態を維持したいということで、足の不調とは関係なく点滴を続けています。

間葉系幹細胞の培養上清液は炎症をおさめて痛みを抑制するということに加えて、疲労回復によい効果があるようです。

この方、3カ月ほどの治療で、足関節の腫れと痛みが改善した後、うぶ毛があるかないかくらいになった頭髪の薄毛に対して、3週間に1回MPガンにより幹細胞上清液を頭皮に打ち込む育毛治療を始めたところ、半年ほどで頭皮全体に黒毛の増毛が認められました。体調も頭髪も改善し、なんだか若返ったみたいとのことでした。

関節リウマチの改善例［60代女性］

整形外科領域の改善例でも関節リウマチの事例を説明しましたが、ここでもう一例、関節リウマチで膠原病《こうげんびょう》内科に通院中の方の事例を説明します。

この方は、関節炎のコントロールがうまくいかず、ＣＲＰが５～６㎎／dℓ以上、ＭＭＰ－３が３００ng／㎖台にまでなり、主治医と相談したうえで、内服薬をすこし強くしようということになっていました。

ＣＲＰの基準値は０・５㎎／dℓ未満、ＭＭＰ－３の基準値は女性では59・７ng／㎖ですが、関節が破壊されると上がってくる数字です。

薬を強くすることに恐怖感があったこの方は、家族がいろいろ調べてくれたようで、当院のことを知ったとのことでした。

幹細胞上清液２㎖を２週間に１回のペースで点滴投与することにしたのですが、この間、主治医と相談していただきお薬の増量は待ってもらうことにしました。

治療を続けて３カ月ほどすると、ＣＲＰが３㎎／dℓ台まで改善。

約半年後には、ＣＲＰは１～２㎎／dℓ、ＭＭＰ－３は１００ng／㎖程度にまで改善しました。実際に症状もよくなっていました。

以後は、幹細胞上清液１㎖を２～３週間ごとに点滴投与し、関節痛が目立つ部位については、当院整形外科医により、直接、関節腔内注射も行いました。

数値も症状も安定したところで、当院通院は不要となりました。

間葉系幹細胞の培養上清液には炎症を抑える働きがあるので、関節リウマチのような自己免疫疾患で炎症が強い場合には効果があることがわかります。

ここにあげた関節リウマチの症例以外にも、ネブライザーでの幹細胞上清液の吸入により、関節症状が劇的によくなった関節リウマチの方など、症状が改善した事例を経験しています。

関節リウマチ以外の自己免疫疾患でも、炎症を伴う場合には効果があるのではと思っています。

多発性硬化症と診断された脱髄病変を認めた症例の改善例［42歳女性］

この方が発症したのはジョギング中で、ふわふわした感じがあったといいます。

その後、左手足のしびれが出てきて、手のしびれは左指先から始まり1週間くらいで肘の上まで広がっていきました。

足は、足先からしびれが始まり、１週間くらいで下肢全体にそれが広がっていって歩行がしにくくなりました。

発症後２週間くらいのタイミングで、脳神経外科にてＭＲＩを撮って調べたところ、脳幹の橋背側に脱髄病変が見つかり、大学病院を紹介されました。その後入院となり、多発性硬化症と診断されました。

多発性硬化症の定義は、中枢神経内に時間的空間的に病変が多発する炎症性脱髄疾患ということなので、この時点で多発性硬化症と確定することは難しいですが、治療を進めるためにこの脱髄病変を多発性硬化症と診断したのかと思います。

診断に基づいて多量のステロイド薬を３日間にわたって点滴するステロイドパルス療法という治療を２回行ったところ、左手足のしびれが改善。しかし、ふわふわ浮く感じは変わりませんでした。

また、パルス療法の前後でＭＲＩ画像に変化はみられず、そのまま経過観察となりました。

発症後２カ月の時に当院にて初診を受けたのですが、ふわふわ浮く感じは変わらず続いており、それは座位より立位でより強く、立っていることが不自由とのこと。筋力と知覚には異常はありませんでした。

多発性硬化症の動物モデルである実験的自己免疫性脳脊髄炎マウスが乳歯の幹細胞上清液で治療できることが報告されていますので、この患者さんは乳歯の幹細胞上清液で以下のように治療を行いました。

幹細胞上清液１㎖を点滴で投与し、さらに１㎖を点鼻で投与。

自宅にて１〜２日に１㎖、２週間にわたって点鼻することをすすめ、その日は点鼻用の幹細胞上清液14本（１本１㎖）を持ち帰ってもらいました。

１日１㎖の投与を続け、開始から10日後、浮遊感が軽減して、立っていられるようになったとの報告がありました。

２週間後には、さらに症状が改善されました。

さらに幹細胞上清液を14本追加し、２日で１㎖の点鼻に変えたところ、それから２週間で浮遊感は消失したのです。

同時に、長年悩まされていた過敏性腸症候群も改善。食欲が出て、便通が整ってきたとのこと。睡眠も深くなったとのことでした。

さらに2週間ごとに連日、隔日と投与を続けました。その後投与は中止したのですが、症状の悪化はありませんでした。

幹細胞上清液での治療を開始してから7カ月後にMRIによる検査を行ったところ、脳の病変はなくなっていました。以降は大変元気に過ごされています。

この症例の脱髄病変は自然経過で、このようによくなったのかもしれません。しかし、炎症性脱髄病変がある患者さんに、私どもの幹細胞上清液、とくに、炎症を抑え、神経再生を促すような分泌タンパク質やメッセンジャーRNAを含むエクソソームを多く含む乳歯由来の幹細胞上清液を投与することは、病気を良いほうに向けるためにプラスに働いているだろうと思っています。

慢性期の左耳の突発性難聴が回復［50代男性］

突発性難聴は、その名のとおり、ある日突然耳の聞こえが悪くなる病気です。原因はよくわかってはおらず、多くは片耳だけに起こります。

この方は突然左耳の聞こえが悪くなったということで、聴力検査からも図（127ページ）のとおり左耳の高音域の聴覚が下がっていることがわかりました。

さらに、発症時から3カ月後に行われた検査では、高音域から低音域にかけて完全に聴力が落ちてしまっていることがわかります。

この病気は発症したら急いで治療することが重要で、厚労省でも「発症後すぐ治療を受けないと、難聴や頑固な耳鳴りが残ったり、聴力を失うこともあるため、早めの受診と治療開始が大切です」と示しています。

この患者さんが当院にみえたのは、発症から5カ月後のことでした。しかもこの時点で患者さんは、ステロイド治療などを受けても症状は改善せず、通院していた耳鼻科の先生から「もう治りません」と伝えられていました。

たしかに、発症から5カ月も経過していては、そのような判断になると思います。

私も改善は難しいだろうと思いつつ、すこしでも改善すればと思い、この患者さんに幹細胞上清液を2㎖点滴することにしました。

すると、点滴をした翌日に劇的な回復をみせ、その後の聴力検査でもあきらかに数値が改善していることが確認できたのです。

人が会話の際に使用する（聞こえる）領域は500〜2000Hz程度といわれている

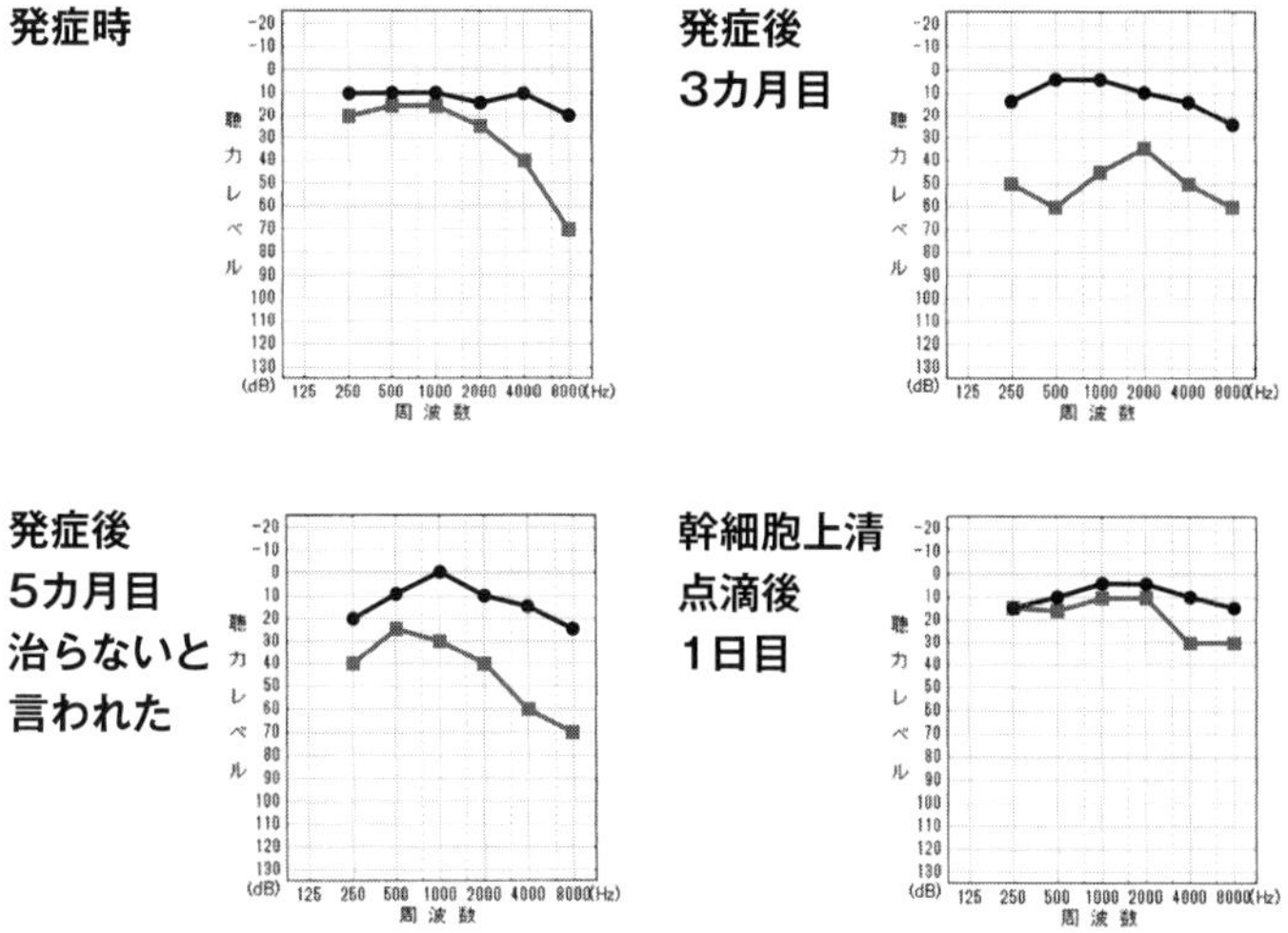

慢性期の左耳の突発性難聴が幹細胞上清液の点滴で改善された症例

のですが、この領域は完全によくなっていることがわかります。

　患者さんによれば、突発性難聴を患ってからは、左耳での電話でのやり取りがうまくできなかったとのことですが、幹細胞上清液点滴の翌日からは電話でのやり取りが発症以前のようにできるようになったということで、それ以降もずっと聞こえる状態になりました。

　発症後間もない時期によくなるのならまだしも、ステロイド治療を行っても5カ月間もずっと聞こえていなかった難聴が1日でいきなり改善されたということはどういうことなのか？　この患者さんの難聴の理由と回復のメカニズムはよくわかりません。しかしこのように、突発性難聴の慢性期のものが1回の点滴でよくなるということがありました。

なお、この方は最初の点滴を行ってから、その後1週間ほどしてからもう1回点滴治療で通院しました。回復した聴力はその後、何も行わずとも回復したままでした。

それどころか、点滴したことで体調がよくなったということで、難聴回復後2カ月してから定期的に幹細胞上清液2㎖の点滴を行っています。

余談ですが、幹細胞上清液を使い始めてから、以前からあった逆流性食道炎の症状がいつのまにか消えていたということです。これは、幹細胞上清液によって食道粘膜の炎症がよくなったからだと思います。

さらにもう一つ、この患者さん、難聴が改善してから9カ月後、数年ぶりにスキーに行ったところ、右足外側部から足底部にかけてガンガンと痛み出したとのことですが、幹細胞上清液を点滴したところ、瞬く間によくなり、あらためて幹細胞上清液の効果に感動されていました。

慢性腎不全による倦怠感の改善例［30代男性］

慢性腎不全でひどい倦怠感を抱えていたこの方は、６年前から週3回の人工透析を受けていました。しかし、それでも体がだるくて仕事に行けない状態でした。

以前は仕事もしていたのですが、就職後の疲労がひどくなり、精査したところ先天性腎尿路異常が見つかり、進行した腎不全のため透析となっていました。

最初に当院にみえたのは透析開始後６年を経過していました。

まず、１㎖の幹細胞上清液を点滴で投与。また、関西に住んでおり、透析をしているうえ、体調的にも頻繁に通院することはできないということで、自宅で1日１㎖の点鼻を行うよう指示しました。

その後、月に1度の通院で約5カ月に渡って治療を行いました。この間の経過は次のとおりです。

・治療開始3週間後

高リン血症も改善したので、主治医により、腸管でのリンの吸収を減らす薬は半量に減量され、それまで処方されていた活性型ビタミンD製剤は飲まなくてよくなったと連絡がありました。

・治療開始1カ月後

それまでは仕事でとても疲れていたものが、最近は疲れが減って、食事がおいしく食べられるようになったそうです。この日は外来にて3㎖の点滴で幹細胞上清液の投与を行いました。また、自宅での1日1回1㎖の点鼻の継続をお願いしました。

・治療開始1カ月半後

この方は、新大阪から新幹線を利用して通院されていたのですが、いつもは座っているだけで疲れていたものが、「点滴をした後は疲れなくなった」とおっしゃっていました。気持ちもとても前向きになったそうです。

この日も外来にて3㎖の点滴で幹細胞上清液の投与を行いました。また、自宅での1日に1mlの点鼻の継続もお願いしました。

・治療開始3カ月後

調子は大変よく、降圧剤を減量したとのこと。

この日も外来にて3mlの点滴を行いました。自宅での1mlの点鼻は2日に1回にしました。

・治療開始4カ月後

引き続き食事もおいしく食べていて、元気も出てきたとのこと。体重も1カ月で1・5kg増え、遅い時間まで仕事ができるようになったとの報告がありました。

この日も外来にて3mlの点滴で幹細胞上清液の投与を行いました。自宅での点鼻は3日に1回にしました。

・治療開始5カ月後

この日も外来にて3mlの点滴で幹細胞上清液の投与を行いました。

3日に1回の点鼻だとエネルギーが切れる感じがするけれど、2日に1回の点鼻にすると調子がよいとのことでした。以降はご自宅で様子をみながら2〜3日に1回、点鼻による投与を続けています。

この患者さんは、5カ月前に初診で当院にみえた時は、激しい倦怠感のため自宅で静養しているしかなく、自宅と透析の往復状態だったのですが、このようにどんどん調子がよくなり、さらにその後は生体腎移植を受け、完全に社会復帰を果たしています。

更年期障害の改善例［50代女性］

以前から腰痛があり、さらに年齢的に更年期障害が発症したことで、めまいと頭痛がひどくなったという方の事例です。

この方はもともと再生医療にも興味があり、アンチエイジングなども考えて当院を受診されました。

歯髄由来の幹細胞上清液は炎症を抑える効果と神経再生の効果が高く、脂肪由来の幹細胞上清液は女性ホルモンを高める効果が高いのですが、それぞれの幹細胞上清液を１㎖ずつ点滴投与したところ、とくに腰痛にてきめんに効果があらわれ、同時に、めまいと頭痛も改善しました。

ほかに、聴力が増したような感覚もあったともおっしゃっていました。

２カ月ほどは改善された状態が続いたのですが、３、４カ月ほどたつと、徐々にもとの状態に戻ってきたため、点滴の種類を歯髄由来のみにして治療を継続。すると、点滴のたびに大きな改善があることがわかりました。

現在はご自身の症状が気になった時に通われています。

心身症の改善例［40代男性］

幹細胞上清液は、体の病気だけではなく、心身症やうつ状態など、ストレスによるいろいろな症状にも効果があります。

私たちの体は、交感神経と副交感神経の働きがバランスを保って無意識のうちに生命維持に必要な体内の環境を整えています。ストレスなどでこのバランスが乱れると体や心にさまざまな不調が現れます。

幹細胞上清液には交感神経と副交感神経のバランスを整える働きがあるので、体内の自律神経が整い、症状が改善したと考えられます。

ほかにも、血流がよくなることでの神経へのよい働きかけもあるかもしれません。


よく、通勤、通学の際、お腹や頭が痛くなるという方がいます。ここでご紹介する40代のこの男性は、通勤時に、胃部から胸部にかけて締め付けられるような感覚に襲われていました。

自身ではどうにもならない状況となり病院へ行くと、循環器内科と消化器内科において心臓の精査、内視鏡検査などいろいろな検査が行われました。

しかし、とくに病状は見つからず、ストレスによって引き起こされている痛みではないかとの診断を受けました。

たしかにこの方は毎日忙しく、朝はその症状とその日の予定の板挟みで、日々大きな苦痛を感じていたそうです。

そうしたなか、知人の紹介で幹細胞上清液の情報を知り、まさに藁をもつかむ思いで当院を受診されたのでした。

この方は心身症を発症していたのですが、この病気は、ストレスによって、単に気分が良い悪いといった問題のみならず、実際に体に痛みが起きるなどします。

まずは、幹細胞上清液３㎖を点滴投与したところ、その直後から視界が開けるような爽快感と、体の中にみなぎる活気を感じるなど、効果を自覚されていました。

その後も多忙の中、月に１回、３㎖の点滴投与を続けたのですが、治療を開始して以降は自覚症状、再発は出ていないとのことでした。

いまも時おり点滴にみえますが、再発もなく、活動的になったこと、疲れにくくなったこと、さらに、お酒に酔いにくくなったともおっしゃっていました。

ちなみに、幹細胞上清液はうつ病の症状にも有効です。男性医師でうつ状態だった方の事例ですが、この方は学会にも行けず、勤務していた病院へ行くのもやっとという状況でした。

週1回幹細胞上清液の点滴投与を続けたところすっかり回復し、学会にも行けるようになり、夜も眠れるようになったとのことでした。こうした、うつ状態の改善例は他にも症例があります。

不眠症の改善例［20代男性］

以前からうつ傾向があり、心療内科で内服治療を続けていた方だったのですが、仕事が多忙になるにつれて、とくに不眠症がひどくなっていたようです。

生活習慣を改善して通常の睡眠剤を使用しても十分な睡眠がとれなくなっていたとのこと。さらに内服薬を増量されたものの、年齢からはおすすめできない量であり、副作用もあることから、知人の紹介で当院へみえました。

不眠症のための薬というのは、長く使っていると効きにくくなったりするので、量を増やすなどしなければならず、なかなか不眠症改善というのは難しいものなのです。

この方の場合、幹細胞上清液1㎖を週に1回点滴投与したところ、すこしずつ症状が改善していきました。主治医との相談により薬の調整も受けながら、多忙な仕事も徐々にこなせるようになっていきました。

以降は、大きなストレスで悩みを抱え、不眠の症状が出た時のみ、幹細胞上清液３㎖を週１回点滴投与しています。

以後も睡眠剤は増やすことなく、逆にいまはタイミングをみて内服しなくても熟睡できるようになりました。

点鼻による脳梗塞後遺症の治療例［50代男性］

脳梗塞、脳出血、くも膜下出血などの脳卒中による後遺症に対する幹細胞上清液の効果はどうなのでしょうか。

ここで紹介するのは、２年前に脳幹梗塞を発症し、両手両足の不全麻痺という後遺症を抱えていて、会話もできない状態だった50代の男性の事例です。

発症から２年経過した時点で、症状の改善があまりみえなくなったので、幹細胞上清液を１回１㎖で週に２回の点鼻を開始されました。３回目の点鼻を終えたところで、硬く握ったままであった左手・右手を開いて握手ができるようになりました。ただし、握り返すことはまだ無理でした。

4回の点鼻投与後、目がよく見えるようになったらしく、それまではパソコンの画面を凝視するようなことはなかったのですが、食い入るように見るようになりました。

8回の点鼻投与後は、首がすわり、視線が定まり、手の動きにも硬さがなくなり、右手をすっと持ち上げて、合図に合わせて下げることが可能になりました。


この症例以外にも脳梗塞、脳出血などの後遺症に使用した症例が数例あり、良好な回復を示しています。しかし、いずれも症状が固定してリハビリでも改善がみられなくなった症例ではなく、まだリハビリで改善がみられている時期に幹細胞上清液を並行して使用していました。したがって、リハビリの効果でよくなったのであって、幹細胞上清液での効果はなかったのではないかという考えも可能です。

私どもは、まずはリハビリが大切だと思っています。しかし、同時にそのリハビリの効果を最大限に生かすために、炎症を抑え、血流と代謝を改善し、神経や筋肉を含む組織の修復・再生を促す幹細胞上清液を併用してはどうかと思っています。

実際、リハビリで症状の改善があまりみられなくなった症例や前述した脳梗塞後遺症による慢性疼痛が改善した症例のように、幹細胞上清液の点鼻により、脳卒中の後遺症の改善に、通常の経過以上のあきらかな回復効果がみられる場合があるということだと思います。

脳性麻痺等のお子さんの改善例

じつは、幹細胞上清液治療が小児麻痺のような症状にも効果があることを、それまで私は知らずにいました。

お子さんに幹細胞上清液を使用することに抵抗があったので、私どもでは試したことがありませんでした。もともとお母さんが頭痛持ちで幹細胞上清液を点鼻していて、ご自身の頭痛がよくなったことから、お子さんにも点鼻させてみたようなのです。その結果がよくて「点鼻でそれを投与したら効果があった」という報告を受けました。それではじめて知ったのです。

具体的には、お母さんがご自身に使用する幹細胞上清液の半分（0・5㎖）をお子さんに使ってみたそうで、すぐに手ごたえを感じたそうです。

お母さんからそれをお聞きして、そのままお子さんへの点鼻投与を続けてもらったところ、それまで遅延していた発達が急激に進み始めました。

その後も、斜視が改善したり、立ち上がるのが困難だったものがしっかり立ち上がれるようになったり、どんどんよくなっていきました。

お母さんとお子さんはいまも時おり受診にみえるのですが、その後もお子さんは順調に発達を続けています。

お母さんどうしの口コミで、同様の病気を抱えるお母さんたちが来院するようになり、脳性麻痺のお子さんたちが点鼻で幹細胞上清液を試されました。お箸を持てなかったお子さんがお箸を急に持てるようになったとか、それまでは落ち着きがなくて大声を出したりしていたお子さんが落ち着いていられるようになったとか、痙攣が減ったとか、それぞれのお子さんの変化をみたお母さんから報告をいただいています。

何らかの効果がみられることが多いようですが、それはリハビリや自然経過での変化かもしれません。しかし、幹細胞上清液を併用することで、リハビリや自然経過での回復を後押しできればと思っています。

その際にいつでも強く感じるのは、幹細胞上清液を使用することによって、マイナスとなることが起こるリスクはないかということです。この点については引き続き最大の注意を払っていかなければと思います。

効果がありそうかを見極める意味で、初めて幹細胞上清液を使われるお子さんには、週に2～3回の点鼻を1カ月間使用してみます。使用してもお母さんからみてお子さんに何も変化がないようであれば、いまはこの治療が向いていないかもしれないとお伝えして、使用を中止するようにしています。

先のお子さんの事例を含め、お子さんたちの改善例の詳細をご紹介していきたいと思います。幹細胞上清液による効果がどれだけあったかについては注意して読んでください。

▩症例①　脳性麻痺／男児

このお子さんは、仮死状態で帝王切開分娩にて生まれ、心停止が12分ありました。

ＭＲＩで脳の検査を行ったところ後頭葉が真っ黒で、退院時には全盲かもしれないと医師から告げられていました。

実際には、言語発達遅延、斜視、視野障害、歩行障害がありました。

お母さんが、ご自身の頭痛治療のため、出産した6カ月後から幹細胞上清液の点鼻を開始。1~3日に1回、3年間使用したところ、お母さんの頭痛は改善しました。

一方、お子さんが3歳5カ月になった時、0・5㎖をお母さんご自身に、もう半分の0・5㎖をお子さんに、3日に1回のペースで点鼻にて試し始めました。

その後の経過は次のとおりです。

●3歳6カ月（点鼻開始1カ月）

姿勢と歩き方がよくなり、しゃがむこともできるようになりました。

言葉も自発的にしゃべれるように。

眼科からは、「斜視は正常範囲内になり、眼振は消失」と診断されました。

●3歳7カ月（点鼻開始2カ月）

通常2歳半前後に出るとされる「三語文」が出てきて、会話ができるようになりました。

がに股だった歩き方が改善。姿勢がよくなりました。

表情も豊かになってきて、にっこり笑うなど、喜怒哀楽が表れてきました。

・３歳８カ月（点鼻開始３カ月）

診察で、半年前より四肢の運動機能のアップを確認。「麻痺」が「ぎこちなさ」に変化しました。

・３歳９カ月（点鼻開始４カ月）

黒や原色系など色がわかるようになり、その色を言うことができるようになりました。

・３歳11カ月（点鼻開始６カ月）

リハビリで、とれる姿勢が多くなり運動能力がアップ。前を見ることが増え、歩き方も改善しました。

テレビも少し離れてみられるようになりました。

感情を表すこともうまくなりました。

病児保育が週５回から週１回に減りました。

●4歳（点鼻開始7カ月）

つま先に力が入り、歩き方が上手になりました。

よくしゃべるようになり、おしゃべりがうまくなりました。また、表情が豊かになりました。

待つことができるようにもなりました。

●4歳1カ月（点鼻開始8カ月）

リハビリの際に4歳児健診を行ったところ、視覚系は弱いものの0・4くらいの視力があり、斜視ではなく、斜位と診断されました。また、眼底の視神経はやや白いということがわかりました。

夜に半量の点鼻を行うと、点鼻後30分ほどでうとうとし始め、朝までぐっすり眠るとのことでした。

●4歳3カ月（点鼻開始10カ月）

語彙が増えました。

・４歳７カ月（点鼻開始14カ月）

しゃべったり、動いたり、だいぶ活発になりました。

・４歳９カ月（点鼻開始16カ月間）

視野が１・５倍くらい広がりました。

・５歳１カ月（点鼻開始20カ月）

大変おしゃべりで、記憶力もよくなりました。

この時点で治療はしばらくお休みしました。

余談ですが、お子さんに点鼻する際、お母さんがご自身に1滴点眼したところ、ドライアイがよくなり、また視力は1年間で０・８から１・０になったとのことでした。

■症例② 低酸素性虚血性脳症／女児

このお子さんは満期産で問題なく生まれ、出生時の異常はありません。運動の発達異常はなかったのですが、1歳9カ月の時、おもちゃ遊びや発語などから知的障害が疑われ、ＭＲＩの検査で低酸素性虚血性脳症と診断されました。

2歳7カ月の時点で当院にて初診を受けました。1回に1㎖を週に2回、幹細胞上清液の点鼻を開始したところ、開始後2週間で、絵本を指さすようになったり、音に反応したり、音を聞き分けたりするなど大きな効果がみられました。

・2歳8カ月（点鼻開始6週間）

3週に1回の点鼻で、リモコン、シール、おもちゃなど、以前はなめるだけだったものが、シールを貼る、リモコンを手で操作しようとする、おもちゃの磁石のブロックを同じ形に同時にくっつけるなど、大人のやることをじっと見て、できるように。発語はまだでしたが、絵本を読んでいると、じっと読んでいる人の口元を見ていることがとても多くなりました。

・２歳10カ月（点鼻開始３カ月）

いつもジャンプしていて元気がよいなど、さらに運動神経の発達、知的発達が感じられるようになりました。

コップの水をこぼさずに運べるようにもなり、お母さんが何か指示した時にはそれを理解してできることが増えました。

自分で何か欲しい時にはそれを持ってくると同時に、発語はないものの、いろいろな発声が出てくるようになりました。

・３歳２カ月（点鼻開始７カ月）

幹細胞上清液は１カ月に２本（２㎖）程度で使用を続けていて、とてもよく効いているとのこと。

トイレに行けるようになり、おしっこやうんちと言えるように。

また、よく歩けるようになり、カードを見て説明することなどもできるようになりました。

■症例③ 低酸素脳症による脳性麻痺／女児

このお子さんは、在胎36週（在胎週数37～41週が正期産になります）で生まれ、出生時体重は２５４０ｇ、出生直後の新生児の状態を評価するアプガースコアでは重症仮死状態でした。

知的障害、運動障害、てんかんの診断を受けており、２歳５カ月の時点で当院にて初診を受けました。

下肢伸展緊張が強く、歩行はできませんでした。

言葉は出ないものの、笑うことはできました。

幹細胞上清液の点鼻を隔日で2週間続けたところ、リハビリ担当医から体幹がしっかりしてきたと言われました。

追視がよくなり、活動性もアップしました。

1カ月半ほど点鼻を続けた時点で、前を向いていられる時間が長くなり、体がしっかりしてきて抱きやすくなったこと、斜視も改善したとの報告がありました。

■症例④　出産時低酸素脳症による脳性麻痺／男児

このお子さんは、３歳７カ月の時点で当院にて初診を受けました。寝返り、腹ばいはできたのですが、左手が麻痺していて、歩行は歩行器を使用していました。一方、コミュニケーション力は年齢相応でした。

３日に１回の幹細胞上清液の点鼻投与を行うことにしました。

●３歳８カ月（点鼻開始１カ月）

体の緊張が緩和していました。具体的には、かかとがつきやすくなり、肩の緊張のゆるみも確認できました。

●３歳10カ月（点鼻開始３カ月）

筋緊張がさらに緩和して、かかとがつくようになりました。介助歩行で、立ち上がりがばたつかずスムーズにできるようになりました。

手の動きもなめらかになり、本人も楽しそうにしている様子だとのことでした。

● **4歳5カ月**

しばらく点鼻をしていなかったのですが、筋緊張がすこし出てきたとのことで、投与を再開しました。

▩症例⑤　脳性麻痺にて、不随意運動と左痙性麻痺／男児

このお子さんは、3歳10カ月の時点で当院にて初診を受けました。

幹細胞上清液1本1㎖を週2回点鼻投与したところ、点鼻4日目（点鼻2回したところ）で、麻痺していた左側が使いやすくなり、それによりリハビリの姿勢がよくなり、左手でお茶碗を保持しながら食事ができるようになりました。

● **3歳11カ月（点鼻開始1カ月）**

点鼻前はほぼ歩けなかったのですが、家の中を歩き回れるように。

また、姿勢がよくなったためか、発声もよくなりました。

● **4歳2カ月（点鼻開始4カ月）**

歩行時、以前は左足が不随意運動＋片麻痺で転倒になることが多かったのですが、不随意運動が減り、転倒せずに歩けるように。

発語は、１～２音節（あか、あお等、２文字）であったものが、３～４音節（ライオン等、４文字）話せるようになりました。

また、それまで食事の際は、１回に１時間かかっていたのが、半分の30分でできるように。

舌でまとめて噛む動作がうまくなったほか、右手を使ってフォークで刺すことがうまくなり、口へ運ぶのも上手にできるようになりました。

改善が十分にみられるようになったので、治療は一旦お休みとしました。

新型コロナウイルス感染症の後遺症の治療とワクチンの副反応にも有効

いまのところ新型コロナウイルス感染症の後遺症に対しては高い有効性が認められる治療法がみつかっておりません。一方、当院で幹細胞上清液による治療を受けた後遺症の方々には改善がみられています。

新型コロナウイルス感染症の後遺症の一つに、ひどい倦怠感、だるさという症状があります。当院にこられた方の中には、起き上がることもできないという方もいたのですが、治療後まもなく会社に通えるようになりました。

当院ではこれまで10人以上の方を治療してきましたが、多くの方が、1回の幹細胞上清液の投与で、翌日にはお困りの症状が回復しておりました。

ブレインフォグという頭がぼーっとする症状の改善には、点鼻投与を行っています。点滴するよりも、鼻腔から脳神経を伝わって直接脳内に到達する幹細胞上清液の量が多くなることが期待できるからです。

呼吸器系の不調には吸入器（ネブライザー）を利用しました。こちらも肺に直接作用することに加え、そこから血中に入り込むので全身にも効果が期待できます。呼吸器系に霧状になった幹細胞上清液が直接入っていくことで、肺や気管支などに直接作用して回復が促されると考えられます。

抗炎症、血流改善、成長因子などによる組織修復・再生というメカニズムから考えても幹細胞上清液治療は、新型コロナウイルス感染症の後遺症に治療効果があると考えられます。今後の詳しい研究が待たれるところです。

また、ワクチンの副反応による体調不良で、1カ月も2カ月も会社を休んでいるという方もいますが、当院の事例ではこのような方々にも効果がみられました。

そのため、感染症の後遺症だけではなく、ワクチンの副反応にも幹細胞上清液は有効だと思っています。

生活習慣の改善が第一

大病のほとんどが「生活習慣病」といわれているように、健康であることの第一は生活習慣にあります。

たしかに、幹細胞上清液の治療によって糖尿病や肝機能障害が改善された症例はたくさんあります。

しかし、同じように幹細胞上清液治療を行っても改善状況には個人差がみられます。数値的にみた時、劇的に改善される方がいる一方、改善が認められない方もいます。また、改善後に再び数値が不安定になる方もいるのです。

お話を聞くと、順調に改善が進んでいる方とそうではない方には、あきらかに生活習慣に違いがあることがわかります。

治療して状態がわずかでも改善されたことで体調もよくなるため、良くも悪くも安心してしまうのでしょう。「ついつい食べ過ぎました」「飲み過ぎました」「徹夜を続けました」というわけです。

やはり生活習慣が乱れていると、どんなに治療してもなかなか追いつきません。せっかく回復してもまた悪化していきます。まずは生活習慣を見直すことが必要です。

そして、治療すべき病気は現代医学を最大限利用して治療しましょう。

それでも残ってしまう症状があったり、痛んだりすることがあった場合には、幹細胞上清液治療という自分の修復力を最大限に生かす方法を採用する。そうすると、車輪の両輪がスムーズに回ってどんどん前進していくように、順調に効果があらわれてくるのです。

糖尿病の方々の改善例

糖尿病は、インスリンというホルモンの不足や作用低下が原因で、高血糖が慢性的に続く病気です。この高血糖により引き起こされた血管障害により、網膜症・腎症・神経障害・心臓病・脳卒中などの合併症が引き起こされます。

血糖値の代表的な検査として、空腹時血糖値・75ｇ経口ブドウ糖負荷試験・ＨｂＡ１ｃ（ヘモグロビンＡ１ｃ）などの検査がありますが、治療経過をフォローするためによく使われるのはＨｂＡ１ｃです。それは、ＨｂＡ１ｃは当日の食事や運動といった条件に左右されず、過去１～２カ月前の血糖値を反映しているからです。

ＨｂＡ１ｃが６・５％以上の場合は「糖尿病型」として診断と治療が行われます。さらに、糖尿病合併症予防のために、ＨｂＡ１ｃは７・０％未満を目指します。しかし、患者さんの年齢やインスリンを出す糖尿病薬を服用している時には低血糖にならないように、それぞれの人で目標値は変更します。

ここでは、40代から60代の糖尿病患者さん４名の症例をご紹介します。

■症例①　２型糖尿病、陳旧性心筋梗塞、肝機能障害、末梢神経障害、睡眠時無呼吸症候群
40代　男性

この患者さんは、糖尿病は専門の先生にきちんと治療していただいています。しかし、

以前急性心筋梗塞をおこしており、最近は動悸を感じて疲れやすく、両足のしびれ、食欲不振などに悩んでいました。

そこで、食事や運動などそれまでの生活習慣をきちんと守りながら、幹細胞上清液を点鼻投与で56日間毎晩行い、あわせて、３㎖の点滴投与を週1回、合計8回に渡って行いました。

その結果、ＨｂＡ１ｃは治療前が６・３で治療後は５・９まで下がりました。

投与後の症状の変化としては、動悸が消失し、疲れにくくなり、両足のしびれは軽減し、食欲も増進して、熟睡もできるようになりました。

さらに、この方の場合は、次のように肝機能の改善もみられたのです。

AST	94→51
ALT	51→32
γ-GTP	368→200

■**症例②　２型糖尿病、高脂血症　50代　男性**

この患者さんは、糖尿病の治療を受けており、目が見えにくくなり、よく眠れないということでした。目は眼科で、白内障や網膜症などはないことを確認されていました。

そこで、食事や運動などそれまでの生活習慣をきちんと守りながら、幹細胞上清液を点鼻投与で28日間毎晩行いました。

すると、ＨｂＡ１ｃは治療前が６・５で治療後は６・３に下がりました。

投与後の症状の変化として、目が見えやすくなり、熟睡ができるようになりました。

■**症例③　２型糖尿病　60代　男性**

この患者さんは、糖尿病の治療を受けており、目が見えにくくなり、よく眠れないということでした。目は眼科で、白内障や網膜症などはないことを確認されていました。

そこで、食事や運動などそれまでの生活習慣をきちんと守りながら、幹細胞上清液を点鼻投与で56日間毎晩行いました。

すると、ＨｂＡ１ｃは治療前が８・２だったものが７・６に下がり、投与後の症状の変化として熟睡できるようになりました。

■症例④　2型糖尿病、高血圧、冠動脈ステント施行後　50代　男性

この患者さんも、糖尿病の治療を受けており、疲れやすくて目が見えにくいということでした。目は眼科で、白内障や網膜症などはないことを確認されていました。

そこで、幹細胞上清液を点鼻投与で56日間毎晩行い、3㎖の点滴投与も週1回、合計8回行いました。

しかし、ＨｂＡ１ｃは治療前後とも７・０と変化はみられませんでした。じつはこの方、食欲が増進して食事量が増え、体重が２㎏増加してしまいました。食事のコントロールを続けながら治療しないと糖尿病はよくなりません。しかし、治療により、疲れにくくなり、目も見えやすくなったというよい変化もありました。

ＨｂＡ１ｃの数値としてはあまり変化のない方でも、治療後に気になる症状の改善効果があることがわかります。

この他にも幹細胞上清液を試された糖尿病の患者さんにお話を伺ってみると、ＨｂＡ１ｃが改善した方というのは、治療とともに生活習慣をある程度きちんと守っていたことが

わかりました。一方、数値が変わらなかったり高くなった方は、体調がよくなり食欲も増進して余計に食べてしまっていたようです。

幹細胞上清液でいくら修理をしても、悪い生活習慣で壊すことを続けていると、よくなるものもよくはなりません。肝臓病も糖尿病も「生活習慣病」といわれていますが、やはり、食事や運動などをはじめとして、そこはしっかりコントロールする必要があります。

ご覧のとおり、「よく眠れるようになった」とか「目がよく見えるようになった」という方が多いのですが、じつはこれは糖尿病の方に限ったことでありません。

何らかの症状で点滴を受けた方の半分近くが、目がとてもよく見えるようになったと感じるようです。一時的な場合もありますが、そこは個人差があるようです。

また、糖尿病のしびれが軽減する方が多くみられましたが、その一方でしびれが改善しなかった方もいます。それは、現在はガンは完治しているものの、以前ガンの治療で化学療法を受けてその後遺症としてしびれが残った方々です。神経の傷害のされ方によっては幹細胞上清液を投与してもしびれの改善が難しいことがあるようです。

肝機能障害の改善例

脂肪肝とは肝細胞の5％以上に中性脂肪という脂肪が溜まった状態です。

脂肪肝はアルコール性脂肪肝と非アルコール性脂肪肝の大きく二つに分類されます。それらの脂肪肝は、それぞれアルコール性脂肪肝炎（ＡＳＨ：アッシュ）や非アルコール性脂肪肝炎（ＮＡＳＨ：ナッシュ）になり、さらに、肝硬変、肝ガンなどに進行していくリスクがあります。

治療は、アルコール性脂肪肝の場合には断酒、非アルコール性脂肪肝の場合には食事と運動が基本です。この治療は、ＡＳＨやＮＡＳＨでも同じです。

脂肪肝は肝臓に脂肪が溜まっているだけで心配ない、というのは大きな間違いです。脂肪肝炎は炎症であり、進行すると肝硬変症になっていきます。ウイルス性肝炎からの肝硬変に比べて気付きにくいことが特徴といわれています。

脂肪肝や脂肪肝炎であれば治療でよくすることが可能ですが、症状があまりないため、いつの間にか病状が進行し、肝硬変になると治療が難しくなってしまいます。さらに、肝ガンのリスクも高まります。

日本肝臓学会では、脂肪肝の中に存在する慢性肝疾患を早期にみつけるために、健康診断や人間ドックでＡＬＴが30Ｕ／Ｌより高くなったらかかりつけ医を受診しましょうという「ＡＬＴオーバー30」という宣言を出しています。ＡＬＴは、肝細胞が壊れるとそこから血液中に出てきて血中濃度が上がってくるのです。


ここで紹介する方は、職場の健康診断でＡＳＴ、ＡＬＴ、γ－ＧＴＰが高値であることを指摘されました。患者さんは、アルコールはほとんど飲まず、生活習慣では、以前より高脂血症があるため、なるべく脂質には注意していました。肥満はまったくない体型です。以前からしばしば肝機能異常を指摘されることを気にされていました。肝機能が悪くなってきているということで、幹細胞上清液での治療を試したいと、当院を受診されました。

当院の嘉村医師が診察し、血液検査や腹部超音波検査などを行い、肝生検で確定診断はつけていないものの、単なる脂肪肝からすでにＮＡＳＨに進んだ状態だと判断。

治療として、食事や運動などの生活習慣をさらに改善するようにしていただき、あわせて幹細胞上清液3㎖を1週間に1回のペースで点滴投与を行いました。

治療を始めて1カ月で、血液検査での肝機能は改善し始めました。しかし、2カ月後に海外出張などがあり、一時治療が中断して、3カ月後に治療を再開。再開後の血液検査では、肝機能は一旦足踏みしていますが、その後再び改善しています。

この間、患者さんの体重はあまり変化していませんが、血液検査に加えて腹部超音波検査の結果も改善しています。この患者さんは、徐々にではありますが、治療効果があがっていることに満足。最近は好きであった甘いものの間食を控え、運動はウォーキングからジョギングにすることで有酸素運動の負荷を高めて生活習慣の改善を意欲的に行っているので、今後、幹細胞上清液の効果もこれまで以上に高まることが期待できます。

治療開始からの時間	開始前	1カ月	4カ月	6カ月
AST（GOT）U／L	35	32	32	22
ALT（GPT）U／L	71	54	67	5
γ-GTP U／L	310	227	196	151

＊治療開始2カ月後に3週間の治療中断

この患者さんのように、ＮＡＳＨにまで進行してしまっても食事や運動など生活習慣を改善すればデータは改善します。幹細胞上清液は炎症を抑えて肝臓細胞の再生をすすめ、生活習慣の治療効果を高めていると思います。

しかし、生活習慣をきちんとしないと、いくら幹細胞上清液で肝臓を修復・再生させても、悪い生活習慣では再び肝臓障害を引き起こして治療がすすまなくなるので、注意が必要です。

この患者さん以外にも、幹細胞上清液を用いて脂肪肝の方の治療を行いましたが、非アルコール性脂肪肝の方は脂肪肝を治そうというモチベーションが高く、食事や運動にも気をつけられるので、治療効果があがりやすい傾向にありました。

一方、アルコール性脂肪肝の方は、他の目的で治療にきたらたまたま脂肪肝もみつかったという方が多く、幹細胞治療によってお酒を飲んでもあまり酔わないとか、二日酔いをしないということで、アルコール量は一向に減りません。血液検査などは悪化はしませんが、治療がすすまないのです。やはり、生活習慣の改善が基本です。

じつは、患者さん自身の間葉系幹細胞を培養してその細胞を投与する幹細胞治療は、肝機能障害の治療に使われています。治療のメカニズムとして、以前は間葉系幹細胞が肝臓の細胞に変化する能力があることが注目されていましたが、最近は幹細胞から分泌される成長因子・サイトカインやエクソソームなどのメッセージ物質が重要であることがわかってきました。

間葉系幹細胞自体を投与する幹細胞治療では、これらのメッセージ物質が幹細胞から連続的に分泌され、持続的に炎症を抑え、血流や代謝を改善し、肝細胞を再生するということで、脂肪肝、肝炎、軽度の肝硬変などを治療することができるのです。

肝機能障害の治療については、私どもは生活習慣を改善することを指導しながら幹細胞上清液を試し、改善が進まない場合には、ご自身の脂肪を採取して、ご自身の間葉系幹細胞を培養してその細胞を投与する幹細胞治療を行うことを検討します。

治療をしても、同時に悪い生活習慣を改善できず、破壊が並行して起こるような生活習慣病では、幹細胞上清液での治療は容易ではありません。

一方、幹細胞上清液を1回投与しただけで顕著な症状の改善を得られた病気の場合は、症状の原因となるものがすでになく、修復・再生した組織は再び壊されることはないので、改善した症状はそのまま維持できるのです。

男性型脱毛症AGAの治療に朗報！　効果の持続性が大きなメリット

現在、ＡＧＡと呼ばれる男性型脱毛症の治療には、「フィナステリド」や「デュタステリド」といった薬品が使われています。

ＡＧＡの発症は男性ホルモンが深くかかわっていると考えられています。これらの薬品には、男性ホルモンを介したシグナルを遮断することで脱毛を阻止する働きがあります。

薬を飲み続けて半年程度経過すると、地肌が見えにくくなるなどの効果があり、それなりに効果の期待できる飲み薬です。

問題となるのは次の点です。状態がよくなったからといって薬をやめると効果が消えてしまうのです。

つまり、ずっと良い状態を保ち続けるためには、薬を飲み続けなければならないわけです。

かりに30代で飲み始めたら、40代、50代、60代になっても飲み続ける必要があるのです。

一方、幹細胞上清液の場合は、6～8回の治療で効果がみられることが多いです。さらにこの幹細胞上清液治療の場合、効果が出た時点で治療を終了しても、その後、年単位で持続効果が期待できるという特徴があります。

というのは、幹細胞上清液による治療は、毛根そのものの状態を改善するからと考えられるのです。

幹細胞上清液には血管新生因子、神経成長因子をはじめ、いろいろな成長因子が入っています。それを繰り返し注射することで、毛根にある毛球の毛母細胞とそれを取り囲む血管や神経などの構造が整えられます。

つまり、健康な髪の毛が生えてくる地盤がしっかり作られると考えられるのです。

さらに、毛球の毛母細胞に隣り合って存在するメラノサイトも幹細胞上清液によって刺激され、メラニン色素を産生して髪の毛を黒くします。

そのような太くてしっかりした毛根からは、健康な太くて黒い髪が伸びてきます。

もちろん個人差はあります。最近も、5年前に頭髪育毛治療を完了した患者さんから「まだ薄くなっていない」とのお話がありました。

50歳代・男性（皮内注射＋点滴）×５回

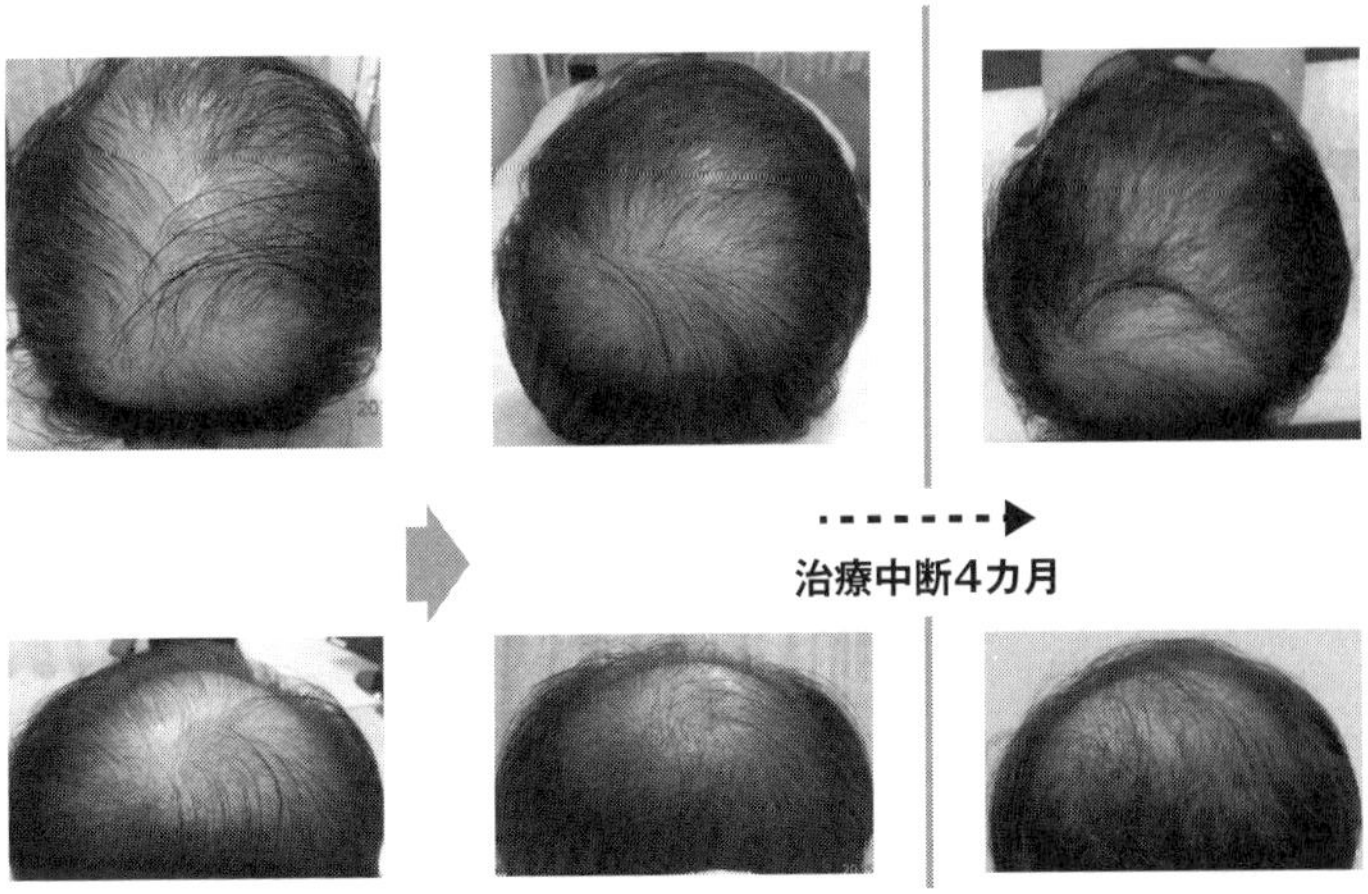

男性型脱毛症、幹細胞上清液の頭皮注射で増毛が確認できる

余談ですが、男性ホルモンに働きかけるＡＧＡ治療薬を服用している方が精力減退や男性機能の低下を気になさることがあります。しかし、幹細胞上清液ではむしろ精力や男性機能を増強する効果がみられます。

男性型脱毛症の治療例［50代男性］

頭頂部の髪の毛が全体に薄いということで治療した50代後半の男性の事例です。

この方には、直接頭皮へ幹細胞上清液を皮内注射しました。

注射といっても、針は髪の毛くらいの細いもので、長さは１・５㎜と短く、痛みは軽度ですみます。

麻酔は必要ありませんが、痛みがちょっと怖いという方には、クリームで表面を軽く麻酔してから行うこともあります。

1回の注射で効果が出るわけではなく、この方の場合は、1回2mlの幹細胞上清液を2週間に1回ほどの間隔で計5回注射しました。また、頭皮に注射をする時に合わせて、1回2mlの幹細胞上清液の点滴も行いました。

治療前は、頭頂部の地肌が目立ちましたが、3カ月ほどすると地肌が見えにくくなりました。

すでに述べたとおり、毛根の機能がすっかり失われた状態だとこうした効果は期待できません。しかし、産毛のようなものでもいいので、すこしでも毛が残っていればチャンスは十分あります。

有効な薬がなかった女性の薄毛問題にも有効

幹細胞上清液による頭髪の薄毛治療の大きな利点としてあげられるのは、女性の薄毛治療にも効果があるという点です。

ＡＧＡの治療薬は、男性ホルモンの働きを抑えて髪の毛を伸ばすというものなので、女性には効果がありません。

つまり、現在は女性の薄毛治療に対しての薬はないのです。

一方、幹細胞上清液は、あくまでも髪の毛が生えてくる構造そのものである頭皮の毛穴の状態を改善します。すなわち、毛根の毛母細胞、色素細胞、血管、神経などを元気にするので、男性ホルモンの問題とは関係がない女性の薄毛治療にも効果があるわけです。

なお、突然円形に髪の毛が抜ける円形脱毛症と呼ばれる難治性脱毛症の治療にも効果を認めています。

ただし、髪の毛が細くなっていても毛根が残っていれば治療が可能ですが、火傷や炎症によって毛根が失われた場合や、進行したＡＧＡによる無毛状態が長く続いて真皮内の毛球を中心とした毛根の構造が失われてしまった状態では、治療を行っても効果は期待できないと思います。

女性の薄毛の改善例［50代女性］

前述のとおり女性の薄毛問題は深刻です。男性には飲み薬が使えるのですが、女性にはいまのところ有効な治療薬がないからです。

ウィッグをつける方も最近は多くいらっしゃるようになりました。ただ、「ウィッグをつけている」とわかってしまう場合、動いているうちにウィッグがずれる可能性、内部が蒸れてしまい不快に感じる場合、手入れが大変、オーダーメイドとなるとかなり高額などの問題もあります。

紹介する事例は薄毛に悩んでいる50代の女性です。

ずっと発毛促進サロンに通っていたようなのですが、熱心に治療を続けるうちに地肌が真っ赤になってしまったのです。

診察したところ、毛穴部分がひどく炎症をおこしていることがわかりました。おそらく、クレンジング等をたくさんしていたためだと思います。

50歳代・女性：（皮内注射＋点滴）×５回

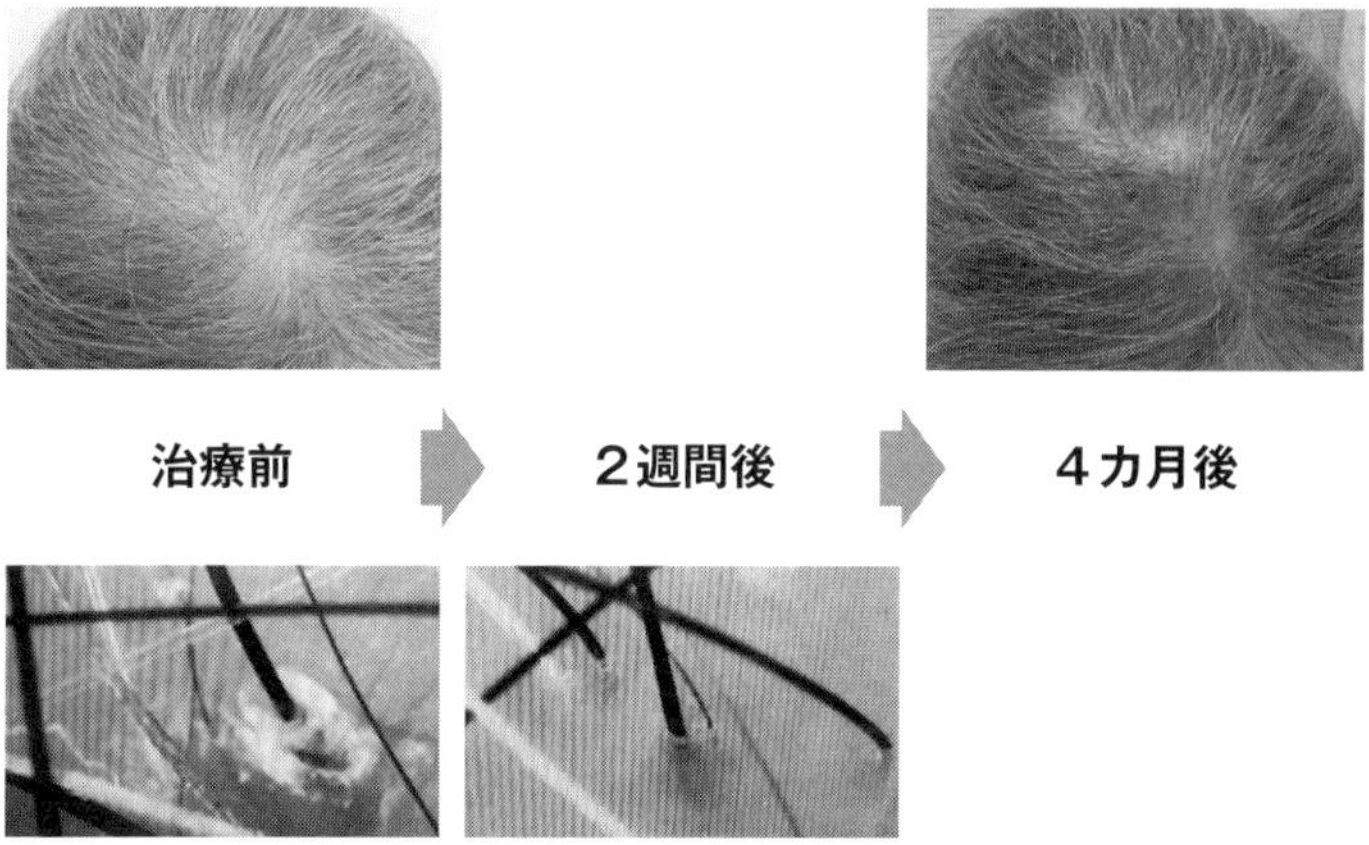

女性の薄毛でも幹細胞上清液の頭皮注射で増毛が確認できる

幹細胞上清液は余計な免疫を抑える働きがあるので、この方にも幹細胞上清液を頭皮に直接注射することにしました。

これにより炎症がひいて、頭皮の赤みが消えました。毛穴もよい状態に戻りました（点滴も行いました）。

じつは、掲載の画像は上からしか撮っていないのですが、正面から見てもペタっとしていて、髪のボリュームのない状態でした。

それにくわえて赤い頭皮ですから、この方は相当悩んでいました。

その後、2週間に1回の同治療を4回行ったところ、毛が健康的な太さになって髪が立つようになり、地肌も見えにくくなりました。

この方のように、治療することによって地肌が見えなくなる前には「髪が立つようになった」と自覚される方が多いようです。

この女性はまた、白髪の多さにも悩んでいたのですが、黒い毛が目立つようになったということもおっしゃっていました。

この方のみならず、治療目的は薄毛の改善のはずが、白髪も減ったという方が多くみられます。

前にも述べましたが、別の治療で点滴を繰り返しているうちに髪の毛が黒くなってくるという人もいます。

点滴は腕から行っているのですが、エクソソームなどのメッセージ物質が全身をまわって毛根にも達し、毛根の血流を改善したり、色素細胞に直接働きかけてメラニンが産生されたりしたのだと考えられます。

肌の美容の治療にも幹細胞上清液は効果的

肌の美容についてもお話ししておきましょう。

幹細胞上清液は、ほうれい線や顔の小じわの治療、肌の張りの改善、毛穴の開大の改善など、美容系の治療にも有効です。

ほうれい線の治療にはよくヒアルロン酸が使われますが、私どもでは幹細胞上清液を主に使用します。

これを直接ほうれい線とその周囲に注射することを何回か繰り返すことで、しわの部分が非常にナチュラルに浅くなります。さらに、肌に張りが生まれる、毛穴が引き締まる、肌の質感が改善するなどの効果が同時に認められます。

美容系の治療、とくに肌質の改善や育毛には、髪の毛を伸ばす成分や肌の弾力を生む成分が多く含まれる皮下脂肪由来の幹細胞上清液が効果的です。

ちなみに、同じ脂肪でも内臓脂肪を用いた幹細胞上清液は炎症を引き起こします。したがって、内臓脂肪は幹細胞上清液を作製するための培養には使用していません。

治療には注射を使っていますが、これも頭皮と同じで痛みはそれほどなく、麻酔なしで注射される方が多くいらっしゃいます。

それでも痛みが心配だという方には、テープやクリームを塗布するタイプの簡単な局所麻酔を行って、痛みの感覚を鈍くしてから局部に打ち込んでいきます。

以下、皮膚科・形成外科の先生方にお願いした治療例です。

美容効果――シミが薄くなり肌に張りが出てきた事例［50代女性］

幹細胞上清液は病気治療だけではなく、美肌やアンチエイジングなど美容系の治療にも有効です。

この方は、肌の張りの低下と小じわで悩んでいました。

治療には、点滴と顔へのイオン導入による幹細胞上清液の投与を4回と、ＩＰＬというシミやシワを改善するフラッシュライト（光による治療機器）による治療を1回行いました。イオン導入とは、電気の力で幹細胞上清液を皮膚内に浸透させていく治療です。

肌の張りの低下・小じわ
50代女性：（イオン導入＋点滴）×４回＋IPL１回

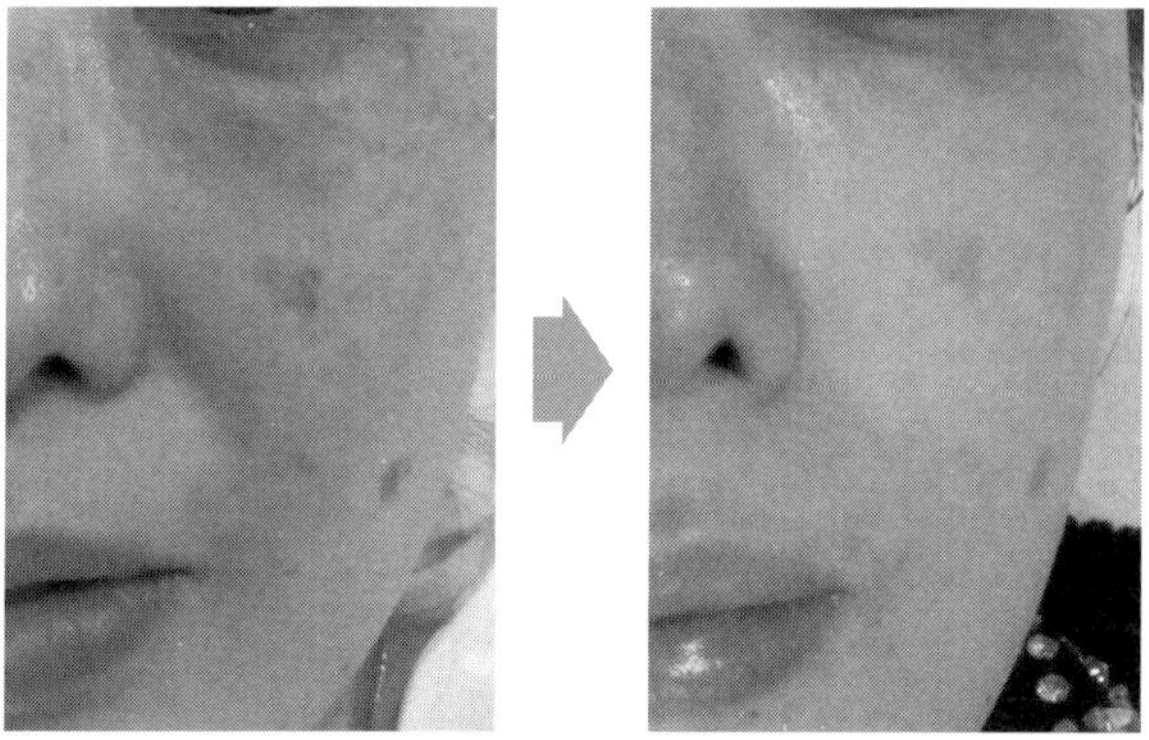

幹細胞上清液の顔へのイオン導入では、美肌効果が確認された

これにより、すこしたるんでいた皮膚にツヤと張りが出て、シミも薄くなりました。

皮膚の老化には、コラーゲンやヒアルロン酸の減少やエラスチンの変性が関わっています。

コラーゲン、ヒアルロン酸、エラスチンなどの細胞外マトリックスとよばれる物質はいずれも肌の弾力を形成するのに必要ですが、紫外線、とくにＵＶＡという紫外線に当たることで大きなダメージを受けてしまいます。

するとどんどん皮膚の成分が劣化していって、シワシワの皮膚になってしまいます。これが光による皮膚の老化で「光老化」といいます。

じつは幹細胞上清液には、細胞外マトリックスを作らせる成分が含まれています。

そのため、点滴による効果とあわせ、幹細胞上清液を顔に染み込ませることによって、細胞外マトリックスの再生等が促され、肌の張りツヤが出てくるのではないかと考えられます。

美容効果――ほうれい線の改善例［50代女性2例］

ほうれい線で悩んでいた方の事例です。少量のヒアルロン酸と幹細胞上清液1㎖をほうれい線の近傍に1回だけ注射しました。自然な仕上がりでほうれい線が目立たなくなっています。

もう一例は、ほうれい線のほかに、顔の小じわ、毛穴の開大に悩んでいた50代女性の改善例です。

この方は、直接ほうれい線の近傍に幹細胞上清液1㎖の皮内注射を5回行いました。

5カ月後にはほうれい線が目立たなくなると同時に肌質が改善しました。

50代女性：（ヒアルロン酸注射＋幹細胞上清液皮内注射）×１回

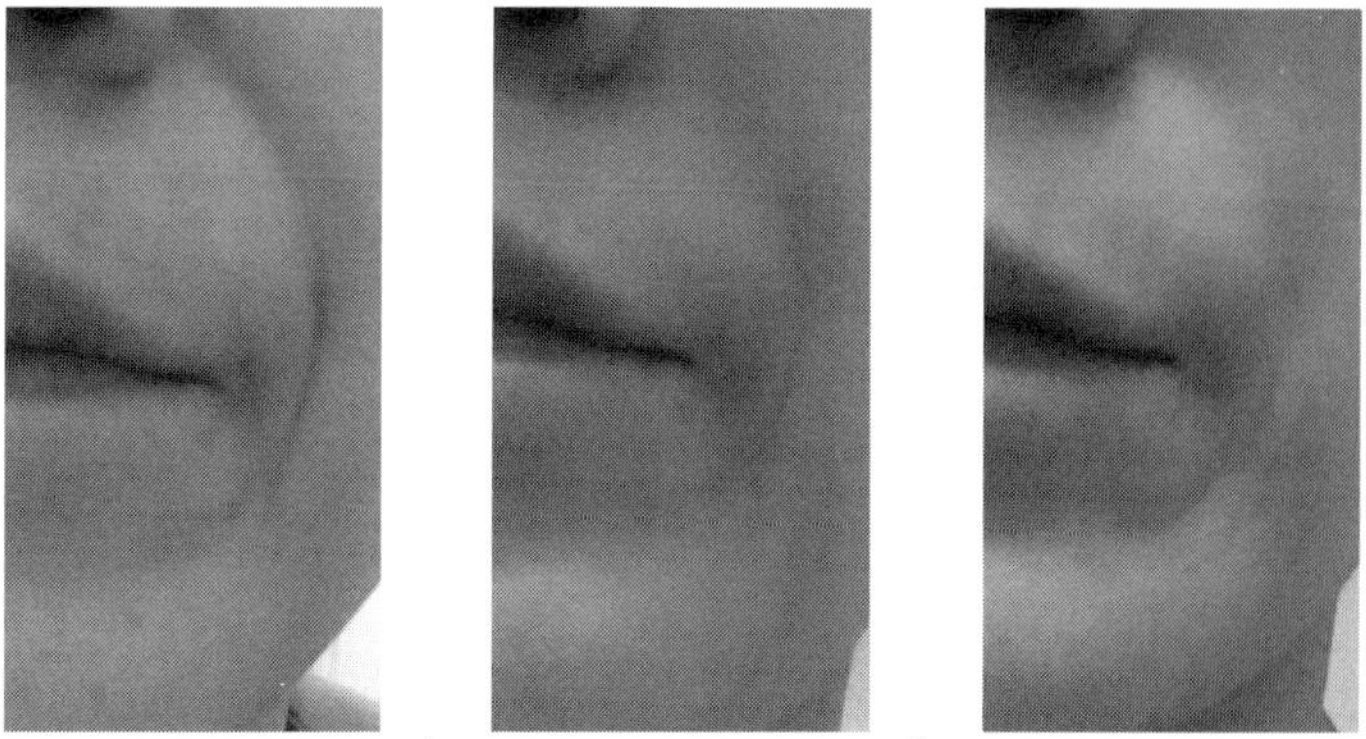

治療前　→　９日後　→　２カ月後

幹細胞上清液のほうれい線への注射の例。幹細胞上清液と少量のヒアルロン酸を１回注射でも効果が維持されている

50代女性：（皮内注射）×５回

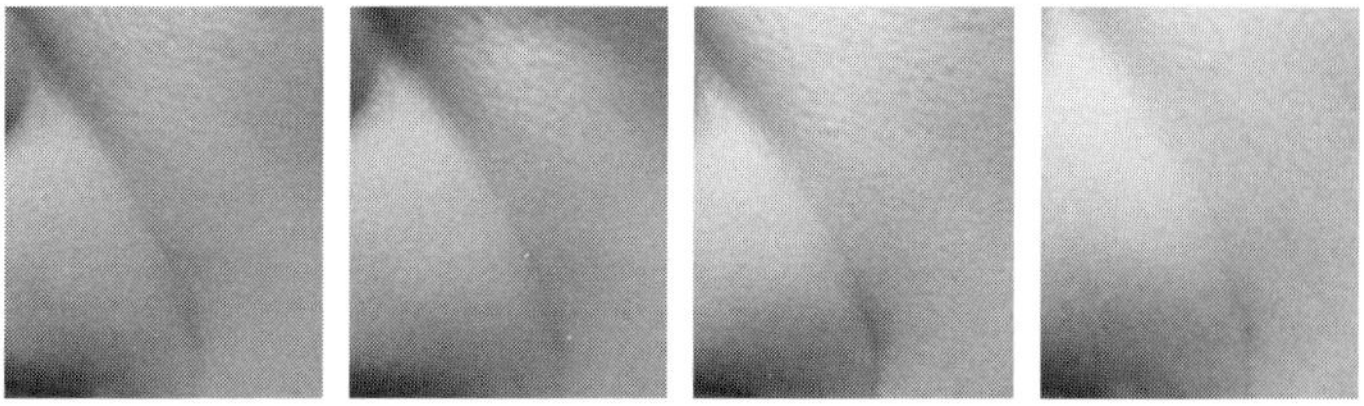

治療前　→　１カ月後　→　３カ月後　→　５カ月後

幹細胞上清液のほうれい線への注射の例。幹細胞上清液を５回注射。ほうれい線だけでなく、肌質も改善した

コラム 幹細胞上清液中のエクソソームの品質とは？

現在、研究用試薬としてさまざまな幹細胞上清液が手に入ります。

そこに含まれるエクソソームの品質はどのように判断すればよいのでしょうか。

まずは、そもそも培養細胞はほんとうに間葉系幹細胞なのか調べます。これは培養細胞の表面マーカーで調べられます。

次に、幹細胞上清液中の粒子の大きさについて、液中の小さな粒子の数を測定する機械で、100nm前後の粒子がどれくらいあるかを測定します。

培養上清液の液中には、エクソソームだけでなく、アポトーシス小体やマイクロベシクルなどの細胞外小胞も入ってしまいます。これらの小胞は、そのでき方やそこに含まれるRNA組成などはまったく異なり、マイクロRNAやメッセンジャーRNAが含まれるのはエクソソームだけです。

そこで、混入している粒子と区別するために、エクソソームのマーカーであるCD9、CD63、CD81などがそれらの粒子で表出しているかを調べます。

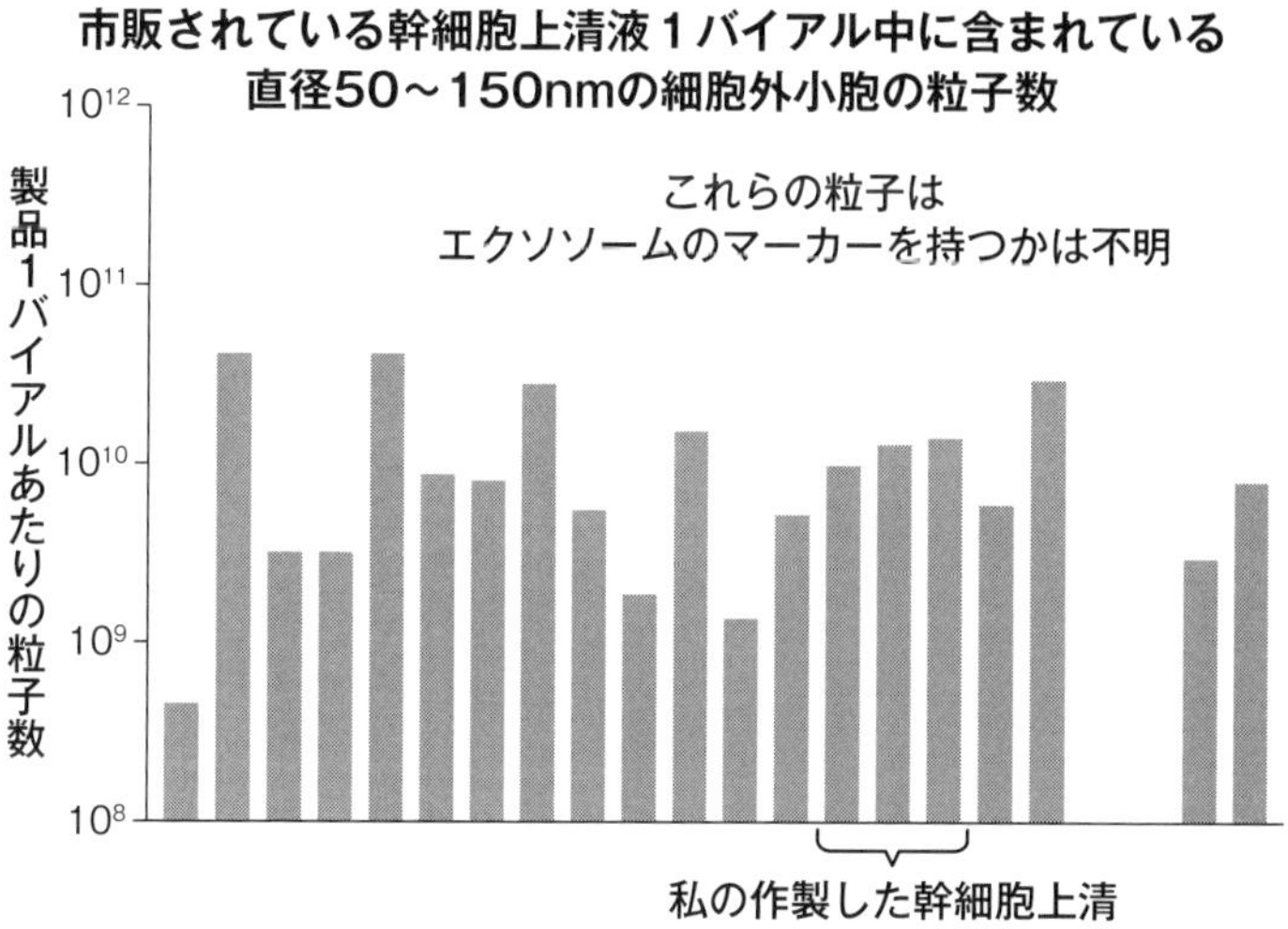

（提供：株式会社アズフレイヤ）

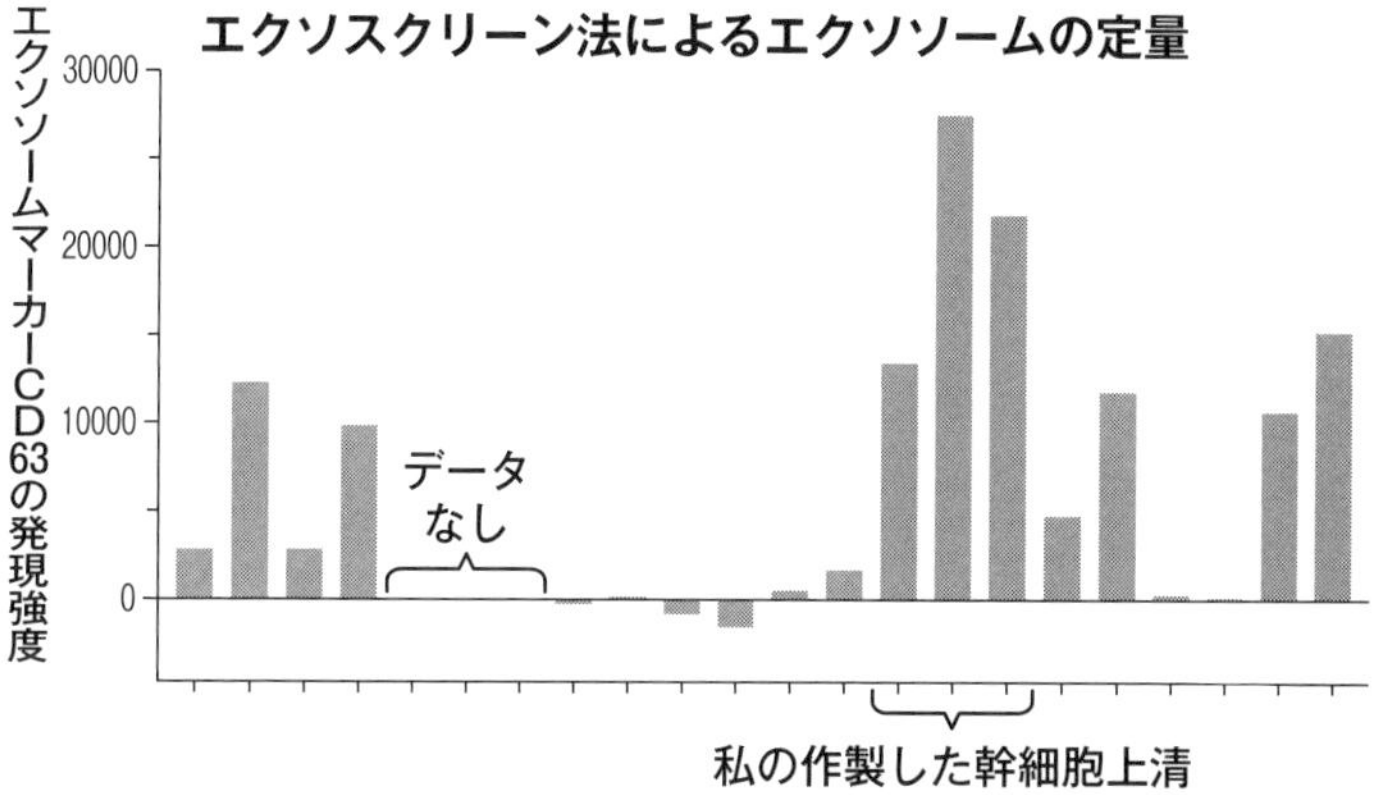

エクソスクリーン法は、「Nature Communications」という権威ある学術誌に発表された最新のエクソソーム定量法。従来のウエスタンブロッティング法よりもかんたんに短時間で一度に多くの検体を高感度に測定が可能

（提供：株式会社アズフレイヤ）

大きさとマーカーでエクソソームがどれくらい含まれているかがわかった後、気になるのは、そのエクソソーム中にどのようなマイクロRNAやメッセンジャーRNAが含まれているのかということです。

私どもは含まれているRNAについて全例測定するのは手間とコストがかかりすぎますので、代表例を測定し、あとはその代表例と極力同じ培養を再現するという技術力で対応しています。

研究用試薬として手に入るさまざまな幹細胞上清液についてこれらのことを調べると、粒子が含まれていないもの、粒子にエクソソームのマーカーが発現していないものなど多数流通しているのが現状です。また、流通しているほとんどの幹細胞上清液中のエクソソームに含まれるRNAがどのようなものなのかは不明です。

幹細胞上清液中のエクソソームについて、そんなことが気になります。

あとがき――人生をより快適に過ごすための最高の投資とは

■我慢から解放される未病治療の重要性

人生100年時代といっても、これは、健康でなければ大変なだけの長生きになりかねません。

いま何らかの不調や痛みを抱えている人は、この後の人生においてその不調や痛みと付き合っていかなければならないかもしれません。

我慢してきた、そしてこれからも我慢し続ける人生でいいのでしょうか？

すでに炎症が起きているところがあるかもしれない、炎症がさらに広がっていって、年とともに我慢できない痛みになることもあります。

重い病気になってしまうと、手術など、それなりの措置が必要になります。しかし、重症化する前の状態、つまり未病の状態で修復できれば、そうした手術をせずに、回復が見込めます。

幹細胞上清液による治療がいかに画期的な効果をもたらしてくれる可能性があるか、それを早く知ってもらいたいと思っています。

十数年も我慢した挙句、やっと回復できたということではなく、症状が出たらすぐに治療する。もしくは、ここ1、2年不調だなと思ったらいますぐに治療すればいいわけです。

臨床例をみてもわかるとおり、幹細胞上清液による治療は、これまでは我慢するしかないと思っていた慢性の不調も改善できる可能性があります。

しかもそれが、これまでのように、自分の組織を採取して幹細胞を培養して投与する幹細胞治療とは別の選択肢として、より簡単で安全、当日、かつ低コストで受けられるわけです。

不調も初期の段階であれば、それほど治療回数を重ねなくても、よくなる人もたくさんいます。

健康長寿を実現するために、これまで検討されてきたいろいろな選択肢に、新たにこの間葉系幹細胞の培養上清液による治療を加えてみてはいかがでしょうか。

不明な点は医師にご相談ください。

■人生をより快適に過ごすための最高の自己投資

医療費の国家予算全体に対する圧迫と、誰もが健康で暮らせるようにという両面から、いまアンチエイジング（抗老化）というテーマ自体が、国としても重要な案件となっています。

アンチエイジングというと、言葉の響きからして、どうも若返り一辺倒という感じがあるようです。あるいはまた、富裕層だけが行える高コストな治療といったイメージを持つ人も多いかもしれません。

しかし、本来アンチエイジングというのは、加齢に伴い未病として起こってくる心身の機能低下を防ぎ、老化に抗うことで健康で長く活動的に生きていけるようにすることです。

未病というのは、明らかに病名がつくような病変がないという状態です。これは年齢に関係なく、どこか何かバランスが崩れていれば、誰もがその病気の火種を抱えてしまいます。

その火種を早いうちに消すのが未病治療です。

未病の場合、症状がないことが多いのですが、肩こり、腰痛、手足のしびれ、冷え性、目の疲れ、疲労感、精力減退、不眠、脱毛症、薄毛、顔の小じわ、肌荒れなど、さまざまな症状が出てくることがあります。このような症状が出てきた時には、病気の症状として出てきたのではないかを診断したうえで、未病の症状ということであれば、幹細胞上清液を試してみるとよいと思います。

一方、老化は避けられません。誰もが必ず老化します。しかし、未病治療により、認知症にならず、明晰な頭脳で、心身ともにバランスを保ったまま老化することができれば、健康で活動的な老後が送れるわけです。

よく健康第一といいますが、そう考えるなら、未病治療によるアンチエイジングというのは、人生においてもっとも効率がよい自己投資だと思います。

■幹細胞上清液を使用する時には、かならず主治医に相談しよう

この治療を試してみたいと考えている方、すでに治療を行っている方は、この本で述べてきた安全性に関する情報をしっかり確認したうえで、治療を行うか、続けるかを考えていただきたいと思います。

現在、通院中の方は、主治医と相談したうえで、標準的な治療をしっかり受けながら、それでも解決できない問題がある場合には幹細胞上清液についても検討してください。

古傷が痛む方や病気の慢性期の方はいいのですが、まだ発病してから日が浅く、標準的な治療で病気のコントロールをしている最中には、まずは現状のコントロールをきちんとしなければなりません。

主治医のもとで治療を受けてはいるのだけれども、「もう薬を飲みたくない」とか、標準的な治療を省略しようとする患者さんがときどきいらっしゃいます。それはNGです。

病気や症状がよくなったので治療や薬を休んで様子をみましょう、という主治医の判断が出るまでは、基本となる治療はきちんと継続してください。

■自分・家族・友人・目の前の患者に安心して使えるものを準備したい

多くの自由診療のクリニック等で、未病やアンチエイジングをテーマにした幹細胞上清液による治療が行われるようになってきています。

どのクリニックで幹細胞上清液の治療を受けるかを決める時に、自宅から近いとか、サイト検索の上位にあったとか、他より治療費が安いとか、治療がスピーディと思われるとかの理由で、この治療に飛びつくことのないようにしてください。

間葉系幹細胞の培養上清液といっても、その中身は製品によって千差万別です。

サプリメントを考えていただくとよいかと思いますが、同じ成分を含むことをうたうサプリメントでもその有効成分の含有量はさまざまで、また副作用を引き起こすような成分が含まれている場合や、製造管理がしっかりしていない製品があるのと同じです。

同じ効果を得るために、１㎖使えば十分な上清液もあれば、10㎖や20㎖を使わなければならない上清液もあります。

私どもは、幹細胞上清液を薬のように一定の有効成分を大量に投与するということではなく、むしろ体内で不足している物質を補おうという考え方で使用しています。これは、栄養素のように、低いレベルの活性物質があるために不健康になった状態を、その活性物質を補って通常のレベルに回復させようという考え方です。

市場に出回っている幹細胞の培養上清液といわれる製品には、それぞれどういうものが含まれていて、それをどのように使用するとどういう効果があるのか、どういうリスクがあるのか、現時点では残念ながらまだ十分な情報がないのが実情です。

それぞれの製品にはそれぞれ有効な使い方やリスクがあるので、使用する製品がどれだけ安全性と効果に配慮しているかに注意を払う必要があります。

そして、使用後に何か心配な症状などがあれば、幹細胞上清液を使用した医師にすぐにその症状について相談してください。

私どもの幹細胞上清液は研究用試薬ではありますが、必要な場合には医師の責任のもとで人に投与しても安全な上清液を作製するように注力しています。また、幹細胞が分泌するさまざまな物質を常に同程度の量、自然なバランスで含むようにも気をつけて作製しています。

私どもが、安全、一定の効果、自然なバランスなどにこだわって幹細胞上清液を作製しているのは、自分自身、家族、友人、目の前の患者さんに、安心して自信を持って使いたいからです。

この本で挙げた症例は、私どもの幹細胞上清液を私と私の同僚が患者さんに使用しての経験例です。

病院に行くほどではない、または、病院に行っても病気ではありませんということで長年にわたって気になっていたちょっとした症状が、幹細胞上清液を使うことで改善・消失し、体調もよくなったという方々がたくさんいらっしゃいます。これらの方々では、たぶんそれぞれの方の未病やアンチエイジングに効いて、症状の改善・消失が得られているのだろうと思っています。

しかし、この本では幹細胞上清液の効果を際立たせるために、はっきり症状がある病気の治療を中心に記述をしました。

本来は、幹細胞上清液を使うことで、生きている間は心身ともに元気でいられるように、病気になる前の未病やアンチエイジングに使うともっとよいだろうと思っています。

これまで述べてきたように、健康被害に及ぶ可能性のある製品も巷には出回っている現実があります。

そのような製品で事故が相次いだとしたらどうなるでしょうか。保険適用などによる一般化、大衆化への道は完全に閉ざされることになるでしょう。

生涯を健康で元気に過ごすことが目指せる高齢化社会には欠かせない治療、現在治療方法が見つからないさまざまな不調にも有効な治療、そんな幹細胞上清液の未来が閉ざされてしまわないかが心配です。

私がこの本を書こうと思った一番の動機は、玉石混淆、悪貨が良貨を駆逐するこうした問題に危機感を覚えたからです。

そうならないためにも、これから使用される医師や患者さんに、幹細胞上清液をどのようにして作製していて、どのように利用されているかの体験をお伝えすることで、どのように利用するかの判断材料を少しでも提供できればと思ったからです。

患者さんが困って相談にきたら、医師から最良の治療が提示され、その中に幹細胞上清液の使用も選択肢として入っているようになったら、最高であると考えています。

この先、あきらめていた痛みや不調から解放され、多くの方々が健康で生き生きと毎日を過ごせる世の中になったのなら、この研究と臨床に長年にわたって携わってきた者としてこれほどうれしいことはありません。

照沼　裕

装幀　本澤博子
構成　鈴木ゆかり

〈著者略歴〉

照沼 裕（てるぬま・ひろし）

N２クリニック四谷院長、株式会社日本バイオセラピー研究所代表取締役、NPO POIC®（専門的口腔感染症予防）研究会理事長。医学博士。日本再生医療学会再生医療認定医。

茨城県水戸市出身。昭和60（1985）年東北大学医学部卒業。平成元（1989）年東北大学大学院医学研究科博士課程修了。その後、東北大学助手、米国ウイスター研究所客員研究員、米国マイアミ大学医学部研究助教授、国際協力事業団専門家、山梨医科大学講師などを経て、平成16（2004）年に株式会社日本バイオセラピー研究所を設立。大学院時代に神経組織の培養を行って以来、さまざまな細胞の培養を行ってきた経験を活かし、免疫細胞、幹細胞、および幹細胞上清液などの研究を行っている。これらの培養細胞や上清液を用いて、平成19（2007）年から東京大手町の東京クリニックにて、がんの治療や再生医療に従事。令和３（2021）年には、東京四谷三丁目に、がん治療と再生医療を行うN２クリニック四谷を開院。免疫細胞、幹細胞、幹細胞上清液による病気や健康長寿のための未病治療に取り組んでいる。

N２クリニック四谷　https://n2clinic-yotsuya.com/

株式会社日本バイオセラピー研究所　http://bij-net.com/

人生まるごと健康に生きる
未病で防ぐ最新医療の秘密

2024年1月10日　第1版第1刷発行

著　者　照沼　裕
発行者　村上雅基
発行所　株式会社ＰＨＰ研究所

京都本部　〒601-8411　京都市南区西九条北ノ内町11
教育ソリューション企画部　☎075-681-5040（編集）
東京本部　〒135-8137　江東区豊洲5-6-52
普及部　☎03-3520-9630（販売）

PHP INTERFACE　https://www.php.co.jp/

組　版　株式会社PHPエディターズ・グループ
印刷所
製本所　図書印刷株式会社

ISBN978-4-569-85489-2